本草通玄

明·李中梓◎著

吕　凌◎校注

《中医非物质文化遗产临床经典读本》

第二辑

 中国健康传媒集团

中国医药科技出版社

图书在版编目（CIP）数据

本草通玄 /（明）李中梓著；吕凌校注 . — 北京：中国医药科技
出版社，2020.7

（中医非物质文化遗产临床经典读本 . 第二辑）

ISBN 978-7-5214-1727-2

Ⅰ . ①本… Ⅱ . ①李… ②吕… Ⅲ . ①本草—中国—明代
Ⅳ . ① R281.3

中国版本图书馆 CIP 数据核字（2020）第 060123 号

美术编辑 陈君杞
版式设计 也 在

出版 **中国健康传媒集团** | 中国医药科技出版社
地址 北京市海淀区文慧园北路甲 22 号
邮编 100082
电话 发行：010－62227427 邮购：010－62236938
网址 www.cmstp.com
规格 880×1230mm $^1/_{32}$
印张 4 $^3/_8$
字数 96 千字
版次 2020 年 7 月第 1 版
印次 2020 年 7 月第 1 次印刷
印刷 三河市万龙印装有限公司
经销 全国各地新华书店
书号 ISBN 978-7-5214-1727-2
定价 25.00 元

获取新书信息、投稿、
为图书纠错，请扫码
联系我们。

《本草通玄》，又名《本草通元》，明代李中梓撰著，后收入《士材三书》。是书分为两卷，收录药物346种，末附《用药机要》《引经报使》以及人体穴位图。书中按照自然属性将药物分为草部、谷部、木部、菜部、果部、寓木部、苞木部、虫部、鳞部、介部、禽部、兽部、人部和金石部十四部，每一药品的记述以药性及炮制为主，分论性味、归经、功用、主治、配伍、产地、炮制、煎服法、用药宜忌等内容，论述简明，切于实用。浦士贞《夕庵读本草汇编》谓此书"另出己意，裨补前哲"。

本次点校以辽宁中医药大学馆藏清光绪十三年（1887）江左书林本为底本，以民国十四年（1925）锦章书局本为主校本，以书中所涉书籍的通行本为他校本进行整理。

出版者的话

　　中国从有文献可考的夏、商、周三代，就进入了文明的时代。中国人认为自己是炎黄的子孙，若以此推算，中国的文明史可以追溯到五千年前。中华民族崇尚自然，形成了"天人合一"的信仰，中医学就是在这种信仰的基础上产生的一种传统医学。

　　中医的起源可以追溯到炎帝、黄帝时期，根据考古、文献记载和传说，炎帝神农氏发明了用药物治病，黄帝轩辕氏创造脏腑经脉知识，炎帝和黄帝不仅是中华民族的始祖，也是中医的缔造者。

　　大约在公元前1600年，商代的伊尹发明了用"汤液"治病，即根据不同的证候把药物组合在一起治疗疾病，后世称这种"汤液"为"方剂"，这种治病方法一直延续到现在。由此可见，中华民族早在3700多年前就发明了把各种药物组合为"方剂"治疗疾病，实在令人惊叹！商代的彭祖用养生的方法防治疾病，中国人重视养生的传统至今深入民心。根据西汉司马迁《史记》的记载，春秋战国时期的扁鹊秦越人善于诊脉和针灸，西汉仓公淳于意善于辨证施治。这些世代传承积累的医药知识，到了西汉时期已蔚为大观。汉文帝下诏命刘向等一批学者整理全国的图书，整理后的图书分为六大类，即六艺、诸子、诗赋、兵书、术数、方技，方技即医学。刘向等校书，前后历时27年，是对中国历史文献最为壮观的结集、整理、研究，真正起到了上对古人、下对子孙后代的承前启后的作用。后之学者，欲考中国学术的源流，可以此为纲鉴。

这些记载各种医学知识的医籍，传之后世，被尊为经典。医经中的《黄帝内经》，记述了生命、疾病、诊疗、药物、针灸、养生的原理，是中医学理论体系形成的标志。这部著作流传了2000多年，到现在，仍被视为学习中医的必读之书，且早在公元7世纪，就传播到了周边一些国家和地区，近代以来，更是被翻译成多种语言，在世界许多国家广泛传播。

经方医籍中记载了大量以方治病和药物的知识，其中有《汤液经法》一书，相传是伊尹所作。东汉时期，人们把用药的知识编纂为一部著作，称《神农本草经》，其中记载了365种药物的药性、产地、采收、加工和主治等，是现代中药学的起源。中国历代政府重视对药物进行整理规范，著名的如唐代的《新修本草》、宋代的《证类本草》。到了明代，著名医学家李时珍历经30余年研究，编撰了《本草纲目》一书，在世界各国产生了广泛影响。

东汉时期的张仲景，对医经、经方进行总结，创造了"六经辨证"的理论方法，编撰了《伤寒杂病论》，成为中医临床学的奠基人，至今仍是指导中医临床的重要文献。这部著作早在公元700年左右就传到日本等国家和地区，一直受到重视。

西晋时期，皇甫谧将《素问》《针经》和《黄帝明堂经》进行整理，编纂了《针灸甲乙经》，系统地记录了针灸的理论与实践，成为学习针灸的经典必读之书，一直传承到现在。这部著作也被翻译成多种语言，在世界各地广泛传播。

中医学在数千年的发展历程中，创造积累了丰富的医学理论与实践经验，仅就文献而言，保存下来的中医古籍就有1万余种。中医学独特的思想与实践，在人类社会关注健康、重视保护文化多样性和非物质文化遗产的背景下，显现出更加旺盛的生命力。

中医药学与中华民族所有的知识一样，是"究天人之际"的学问，所以，中国的学者们信守着"究天人之际，通古今之变，成一家之言"的至理。《素问·著至教论》记载黄帝与雷公讨论医道说："而道，上知天文，下知地理，中知人事，可以长久。以教众庶，亦不疑殆。医道论篇，可传后世，可以为宝。"这段话道出了中医学的本质。中医是医道，医道是文化、是智慧，《黄帝内经》中记载的都是医道。医道是究天人之际的学问，天不变，道亦不变，故可以长久，可以传之后世，可以为万世之宝。

医道可以长久，在医道指导下的医疗实践，也可以长久。故《黄帝内经》中的诊法、刺法至今可以用，《伤寒论》《金匮要略》《备急千金要方》《外台秘要》的医方今天亦可以用，《神农本草经》《证类本草》《本草纲目》的药今天仍可以用。

或许要问，时间太久了，没有发展吗？不需要创新吗？其实，求新是中华民族一贯的追求。如《礼记·大学》说："苟日新，日日新，又日新。"清人钱大昕有一部书叫《十驾斋养新录》，他以咏芭蕉的诗句解释"养新"之义说："芭蕉心尽展新枝，新卷新心暗已随，愿学新心养新德，长随新叶起新知。"原来新知是"养"出来的。

中华民族"和实生物，同则不继"的思想智慧，与当今国际社会提出的保护和促进文化多样性、保护人类的非物质文化遗产的需求相呼应。世界卫生组织2000年发布的《传统医学研究和评价方法指导总则》中，将"传统医学"定义为"在维护健康以及预防、诊断、改善或治疗身心疾病方面使用的各种以不同文化所特有的理论、信仰和经验为基础的知识、技能和实践的总和"，点明了文化是传统医学的根基。习近平总书记深刻指出："中医药学是中国古代科学的瑰宝，也是打开中华文明宝库的钥匙。"这套丛书的整理出版，也是为了打磨好中医药学这把钥匙，以期打开中华文明这个宝库。

希望这套书的再版，能够带您回归经典，重温中医智慧，获得启示，增添助力！

中国医药科技出版社
2019 年 6 月

校注说明

李中梓（1588—1655），字士材，号念莪，又号尽凡居士，江苏云间南汇人，明末清初著名医学家。李氏少年博学，为明万历己丑（1589年）进士，因善病而自究医理，精研古医籍及各家著述，集金元四大家之大成，遂以医闻名于世。李氏一生著述颇丰，如《内经知要》《医宗必读》《伤寒括要》《本草通玄》等，各书立论审慎而平正，常能由博返约，流传甚广。《本草通玄》收录药物346种，按照自然属性将药物分为草部、谷部、木部、菜部、果部、寓木部、苞木部、虫部、鳞部、介部、禽部、兽部、人部和金石部十四部，每一药品的记述以药性及炮制为主，分论性味、归经、功用、主治、配伍、产地、炮制、煎服法、用药宜忌等内容。后被收入《士材三书》，多次再版发行。

《本草通玄》成书后，形成了单行本和《士材三书》两个版本系统，其流传以后者为主。目前《士材三书》主要的版本有清康熙六年（1667）天德堂刻本、清光绪十三年（1887）江左书林刻本、清光绪三十年（1904）善成堂刻本和民国十四年（1925）锦章书局本等。

本次整理以辽宁中医药大学馆藏清光绪十三年江左书林本为底本，以民国十四年锦章书局本为主校本，以书中所涉书籍的通行本为他校本详加校勘。现将校注体例说明如下。

1

一、文字处理

底本竖排格式改为横排，底本表示文字位置的"左""右"一律改为"上""下"。原文中的异体字、通假字、古今字、俗写字等，凡常见者一律迳改为通行的简化字，如"班"改为"斑"，"颠"改为"癫"，"癥"改为"癥"，"藏"改为"脏"，"府"改为"腑"等。

二、校注原则

底本中字形属一般笔画之误，迳改不出校记，如属日、目、曰、口混淆，己、巳不分，王、主、土、上误刻等。

凡底本文字不误，一律不改动原文。校本虽有异文但无碍文义者，不出校记。凡底本与校本不同者，如确系底本有误，则改正原文，出校记说明。对难以判定正误者，一律保留原文，出校记说明。

在底本中，药名的讹字或不规范用字，迳改不出校记，如"萎蕤"改为"葳蕤"，"白芨"改为"白及"，"黄蘗"改为"黄柏"，"白藓皮"改为"白鲜皮"，"山查"改为"山楂"，"草麻"改为"蓖麻"。药物别名保持原貌。

另需说明：本书文末所附"人体穴位图"的穴位标示与现行针灸教材有较大出入，为保留古籍原貌，本次整理未在原图进行改正。

校注者

2020 年 1 月

目 录

🪷 **卷上**

🪷 卷下

卷　上

草　部

人参

职专补气，而肺为主气之脏，故独入肺经也。肺家气旺，则心、脾、肝、肾四脏之气皆旺，故补益之功独魁群草。凡人元气虚衰，譬如令际严冬，黯然肃杀，必阳春布德而后万物发生。人参气味温和，合天地春生之德，故能回元气于无何有之乡。王海藏云：肺寒可服，肺热伤肺。犹为近理。至王节斋谓：参能助火，虚劳禁服。自斯言一出，即定后人眼目，遂使畏参如螫。之病者亦疑是说，甘受苦寒，至死不悟，良可叹也哉！独闻东垣云：人参补元气，生阴血，而泻虚火。仲景又云：亡血虚症，并以人参为主。丹溪曰：阴虚之症，必加人参。彼三公者，诚有见于无阳则阴无以生，气旺则阴血自长也。愚谓肺家本经有火，右手独见实脉者，不可骤用。即不得已用之，必须咸水焙过，秋石更良。盖咸能润下，且参畏卤咸故也。若夫肾水不足，虚火上炎，乃刑金之火，正当以人参救肺，何忌之有？元素云：人参得升麻，补上焦之气，泻肺中之火；得茯苓，补下焦之气，泻肾中之火。凡用必去芦净，芦能耗气，又能发吐也。李言闻曰：东垣交泰丸用人参、皂荚，是恶而不恶也。古方疗月闭，四物汤加人参、五灵脂，是畏而不畏也。痰在胸膈，以人参、藜芦同用而取涌越，是激其怒性也。是皆精微妙奥，非通权者不能知。少用则壅滞，多用则宣通。

甘草

甘平之品，合土之德，故独入脾胃。盖土位居中，而能兼乎五行，是以可上可下，可内可外，有和有缓，有补有泻，而李时珍曰能通入十二经者，非也。稼穑作甘，土之正味，故甘草为中宫补剂。《别录》云：下气治满。甄权云：除腹胀满。盖脾得补则善于健运也。若脾土太过者，误服则转加胀满，故曰脾病不许多食甘，甘能满中，此为土实者言也。世俗不辨虚实，每见胀满，便禁甘草，何不思之甚耶！甘草为九土之精，故能化百毒，和百药，热药用之缓其热，寒药用之缓其寒。理中汤用之，恐其僭上；承气汤用之，恐其速下。凡下焦药中勿用，呕吐病及酒病勿用。生用，有清火之功；炙熟，有健脾之力。节能理肿毒诸疮，梢可止茎中作痛。甘草与甘遂、芫花、大戟、海藻四味相反，而胡洽治痰癖，十枣汤加甘草，乃痰在膈上，欲令攻击以拔病根。东垣治结核，甘草与海藻同用。丹溪治瘰疬，芫花与甘草同行。故陶弘景谓：古方多有相恶相反，并不为害。非妙达精微者不能也。

沙参

微苦微寒。以补阴清肺为用，故久咳肺痿，右寸数实者颇为相宜，但体质清虚，性用宽缓，非肩弘任重之品也。

黄芪

甘而微温，气薄味厚。入肺而固表虚之汗，充肤入腠；入脾而托已溃之疮，收口生肌；逐五脏恶血，去皮肤虚热。原其功能，惟主益气。甄权谓其补肾，气为水母也。《日华》谓其止崩带，气旺则无下陷之忧也。《灵枢》曰：卫气者，所以温分肉而充皮肤，肥腠理而司开阖。黄芪补卫气，与人参、甘草三味，为除热之圣药。脾胃一虚，肺气先绝，必用黄芪益卫气而补三焦。丹溪云：肥白而多汗者宜与黄芪。若黑瘦而形实者服之，则多胸满，宜以三拗汤泻之。黄芪同陈皮、白蜜能通虚人肠闭，补脾肺之功也。防风能制黄芪，黄芪得防风其功愈大，乃相畏而相使也。古人制黄芪多用蜜炙，予易以酒炙，即助其走表，又行滞性。若补肾及崩带淋浊药中，皆须咸水拌炒。

白术

味甘性温。得中宫冲和之气，故补脾胃之药，更无出其右者。土旺则能健运，故不能食者、食停滞者、有痞积者，皆用之也。土旺则能胜湿，故患痰饮者、肿满者、湿痹者，皆赖之也。土旺则清气善升而精微上奉，浊气善降而糟粕下输，故吐泻者不可缺也。《别录》以为利腰脐间血者，因脾胃统摄一身之血，而腰脐乃其分野，以借其养正之功，而瘀血不敢稽留矣。张元素谓其生津止渴者，湿去而气得周流，而津液生矣；谓其消痰者，脾无湿则痰自不生也；安胎者，除胃热也。米泔浸之，借谷气以和脾也；壁土炒之，窃土气以助脾也。嫌其燥，以蜜水炒之；嫌其滞，以姜汁炒之。

苍术

甘而辛烈，性温而燥，入脾胃二经。发汗而去风寒湿，下气而消痰食水，开郁有神功，肿胀为要药。化一切积块，除诸病吐泻，善逐鬼邪，能弭^①灾沴。宽中发汗，其功胜于白术；补中除湿，其方不及于白术。大抵卑监之土，宜与白术以培之；敦阜之土，宜与苍术以平之。杨士瀛曰：脾精不禁，淋浊不止，宜与苍术以敛脾精，精生于谷故也。米泔水浸一日，去粗皮研，芝麻拌蒸三次，以制其燥。

桔梗

苦而气轻，性平，入肺经。载引诸药入至高之分，为舟楫之剂。肺金称职，则清肃下行，故能利膈下气，散痞满，治胸胁痛；破血结，消痰涎，理喘咳，疗肺痈，排脓血；清上焦热，凡头目、咽喉、口鼻诸症，一切主之。丹溪云：痢疾腹痛，乃肺经之气郁在大肠，宜桔梗开之。

按：桔梗之用，惟其上入肺经，肺为主气之脏，故能使诸气下降。世俗泥为上升之剂，不能下行，失^②其用矣。凡用桔梗，去芦及浮皮并尖，以百合捣烂，同浸一日，挫碎微焙。

---

① 弭（mǐ米）：平息，停止，消除。
② 失：原作"夫"，据锦章书局本改。

中医非物质文化遗产临床经典读本

葳蕤

甘平入脾，柔润入肾，故能补中益气，逐热除蒸，治一切不足之症。用代人参，不寒不燥，大有殊功。朱肱用治风温，亦谓其能去风热与湿也。但性味平和，力量宽缓，譬而盛德之人而短于才者也。水浸半日，饭上蒸用。即玉竹也。

知母

苦寒，气味俱厚，沉而下降，为肾经本药，兼能清肺者。为其肃清龙雷勿使僭上，则手太阴而锁烁之降也。泻有余之相火，理消渴之烦蒸。凡止咳安胎，莫非清火之用。多服令人泄泻，令人减食。此惟实火燔灼者，方可暂用。若施之于虚损之人，如水益深矣。盖苦寒之味行天地肃杀之令，非长养万物者也。近世未明斯义，误以为滋阴上剂，劳瘵神丹，因而夭枉者不可胜数。予故特表而出之，永为鉴戒。凡用须去毛锉片，咸酒炒如褐色。

肉苁蓉

味甘咸，微温，补肾而不峻，故有苁蓉之号。主男子绝阳不兴，女人绝阴不育，益精气，暖腰膝，止遗精遗沥，带下崩中，多服令人大便滑润。坚而不腐者佳。酒洗去咸。

锁阳

甘温，入肾。补阴益精，润燥养筋。凡大便燥结，腰膝软弱，珍为要药。酒润，焙用。

天麻

甘平，为肝家气分之品。主风湿成痹，四肢拘挛，通血脉[1]，强筋骨，利舌本，疏痰气，为中风家必需之要剂。元素云：止头痛，理风虚眩晕。浸一日夜，湿纸裹煨。

巴戟天

辛甘微温，肾经之血分药也。强筋骨，起阴痿，益精气，止遗泄。治小腹痛引阴中，疗水胀，理脚气。酒浸一宿，去心焙。

远志

微温味苦，肾经气分药也。强志益精，治善忘。盖精与志，皆肾所藏者，精不足，则志衰，不能上交于心，故善忘。精足志强，则善忘愈矣。壮阳固精，明目聪耳，长肌肉，助筋骨，理一切痈疽[2]，破肾积奔豚。主治虽多，总不出补肾之功，或以为心经药则补也。甘草汤浸宿，去心焙。

---

① 脉：原作"派"，据锦章书局本改。
② 疽：原作"疸"，据锦章书局本改。

仙茅

辛温，有毒，肾经药也。益阳道，暖腰膝，强筋骨，美颜色，腹冷不能食，挛痹不能行，皆为要药。

按：仙茅宣而能补，颇称良品，但有小毒，服以纵欲者，自速其生，与仙茅何咎？忌铁，以糯米泔浸一宿，去赤汁阴干，便不损人。

玄参

色黑苦寒，肾经药也。清肾家之火，解斑疹，利咽喉，通小便，明眼目，散瘤疬，理伤寒狂邪发渴，心内惊烦。

按：玄参主用繁多，咸因肾水受伤，真阴失守，孤阳无根，亢而僭逆，法当壮水以制阳光，常体此意，便得玄参之用矣。忌铜铁。即元参。

地榆

苦寒微酸，肝家药也。善入下焦理血，凡肠风下血，尿血痢血，月经不止，带下崩淋，久泻者，皆宜用之。寇宗奭云：其性寒，专主热痢，若虚寒水泻者勿用。地榆虽能止血，多用有伤中气。稍能行血，即当去之。多以生用，勿见火。

丹参

苦平，色赤，心与包络血分药也。补心血，养神志，止惊烦，消积聚，破宿血，生新血，安生胎，落死胎。丹参一味，有四物之功，故胎前产后，珍为要剂。酒润微焙。

紫草

味甘气寒，入心包络及肝经，血分药也。治斑疹痘毒，凉血活血，通大小肠。

按：紫草之用，专以凉血为功。痘疹毒盛则血热，血热则干枯而不发越，得紫草凉之，则血行而毒出。世俗未明此旨，误认为宣发之品，非矣。其性凉润，便闭者乃为相宜。若大便利者，不可多用。嫩而紫色染手者佳。

白及

苦寒，入肺。止嗽家之吐血，疗诸疮以生肌。苏恭云：手足折裂者，嚼涂有效。味涩善收，颇合秋金之德，故入肺止血，治疮生肌。凡吐血者，以水盆盛之，浮者，肺血也，以羊肺蘸白及同食之；沉者，肝血也，以羊肝蘸食；半沉半浮者，心脾之血也，羊心脾蘸食。微火略焙。

黄连

苦寒，入心，为治火之主药。泻心火而除痞满，疗痢疾而止腹痛，清肝胆而明耳目，祛湿热而理疮疡，利水①道而厚肠

---

① 水：原作"木"，据锦章书局本改。

胃，去心窍之恶血，消心积之伏梁。《大明》曰：治小儿疳气，杀虫。成无己曰：蛔虫得苦则不动，黄连之苦，以安蛔也。韩柔云：黄连与官桂同行，能使心肾交于顷刻。李时珍曰：黄连大苦大寒，用以降火，中病即止。安可使肃杀之令常行，而伐其生生之气乎？《内经》曰：五味入胃，各归所喜，久而增气，物化之常也。气增而久，夭之由矣。王冰注云：增味益气，如久服黄连，以为清火神剂，殊不知黄连泻实火，若虚火而误投之，何异操刃耶。愚谓：大苦大寒，行隆冬肃杀之令，譬如圣世不废刑威，虽不得已而后敢用。若概施之，则暴虐甚而德意穷，民不堪命矣。喜用寒凉者，尚其戒诸。黄连止入心家，言清肝胆者，实则泻子之法也。李时珍云：古人香连丸，用黄连、木香；姜连散，用干姜、黄连；左金丸，用黄连、吴茱萸；口疮方，用黄连、细辛，皆是一冷一热，寒因热用，热因寒用，阴阳相济，最得制方之妙。所以成功而无偏胜也。清心火者，生用；清肝胆火者，吴萸拌炒。上焦之火宜酒炒，下焦之火宜咸水炒，中焦之火宜姜汁炒。盖辛热能制其苦寒，咸润能制其燥耳。

胡黄连

苦寒，入心，旁通肝胆。产于胡也，而性味功用，与黄连相类，故有是名。主五心烦热，劳瘵骨蒸，小儿惊痫，女人胎蒸，伤寒温疟，消果子积。折之尘出如烟者真。

黄芩

苦寒，轻飘入肺，坚实者入大肠。主风热湿热，痰热骨蒸，火咳下痢，喉间腥气，上部积血，寒热往来，失血痈疽，安胎疗淋，养阴退阳。李时珍云：洁古言黄芩泻肺火，治痹湿。东垣言片芩治肝火，条芩治大肠火。丹溪言黄芩治三焦火。仲景治少阳症，小柴胡汤；太阳少阳合病下利，黄芩汤；少阳症下后心下满，泻心汤，并用之。盖黄芩苦寒，去心脾热，一则金不受刑，一则胃火不流入肺，即所谓救肺也。肺虚不宜者，苦寒伤土，损其母也。少阳症虽在半表半里，而胸胁痞满，实兼心肺上焦之邪。心烦喜呕，默默不欲饮食，又治脾胃中焦之症，故用黄芩以治手足少阳相火，黄芩亦少阳本经药也。成无己但云柴胡、黄芩之苦以发传经之热，芍药、黄芩之苦以敛肠胃之气，殊昧其治火之功。《直指》云：柴胡退热，不及黄芩。盖亦不知柴胡之退热，乃苦以发之，散火之标也；黄芩之退热，乃寒能胜热，折火之本也。仲景云：少阳症腹中痛者，去黄芩，加芍药；心下悸，小便不利者，去黄芩，加茯苓。似与《别录》治少腹绞痛、利小便之文不合。成氏言黄芩寒中苦能坚①肾，故去之，是亦不然。至此当以意逆之，辨以脉症可也。若因饮寒受寒，腹痛，及饮水心下悸，小便不利，而脉不数者，是里无热症，则黄芩不可用也。若热厥腹痛，肺热而小便不利者，黄芩可不用乎？子因感冒犯戒，蒸热如火，吐痰废食，遍服诸药益剧。偶思东垣治肺热烦渴，昼盛气分热也，宜一味黄芩汤，遂用一两，煎服，次日皆愈。药中肯綮，效至若此。得酒，上行；得猪胆汁，除肝胆火；得柴胡，除寒热；得芍药，治下利；得桑皮，泻肺火；得白术，安胎。稍挟虚者，切勿轻用。

---

① 坚：原作"兼"，据锦章书局本改。

秦艽

味苦性平，本入阳明，兼通肝胆。主阳明风湿，搜肝胆伏风，所以养血荣筋，除蒸退热，理肢节痛及挛急不遂，黄疸酒毒。世俗不知其功能本于祛风，凡遇痛症，动辄用之，失其旨矣。能利大小便，滑泄者勿用。

柴胡　银柴胡

苦而微寒，入胆经。主伤寒疟疾，寒热往来，呕吐胁痛，口苦耳聋，头角疼痛，心下烦热，宣畅气血，除饮食、痰水结聚，理肩背痛，目赤眩晕，妇人热入血室，小儿五疳羸热。东垣引清气升腾而行春令者，宜之。银柴胡主用相同，劳羸者尤为要药。欲止升者，用其表；欲下降者，用其根。勿令见火。

前胡

味苦，微寒，肺肝药也。散风祛热，消痰下气，开胃化食，止呕定喘，除嗽，安胎，止小儿夜啼。柴胡、前胡均为风药，但柴胡主升，前胡主降，为不同耳。种种功力皆是搜风下气之效，肝胆受风痰为患者，舍此莫能疗。忌火。

防风

辛甘微温，入肺与膀胱。主上焦风邪，泻肺实，伤风头眩，周身痹疼，四肢挛急，风眼冷泪，兼能去湿。东垣云：防风治一身痛，乃卑贱之职，随所引而至，风药中润剂也。防风能制黄芪，黄芪得防风其功愈大，乃相畏而相使也。治上焦风，用其身；治下焦风，用其梢。本主治风，又能治湿者，风能胜湿也。

羌活　独活

乃一类两种，中国生者名独活，羌胡来者名羌活。气味辛温，为手足太阳引经之药，又入足少阴厥阴。小无不入，大无不通，故能散肌表入风之邪，利周身骨节之痛，头旋掉眩，失音不语，手足不随，口眼歪斜，目赤，肤痒，理女子疝瘕，散痈疽恶血。王好古云：羌活色赤气雄，可理游风。独活色黄气细，可理伏风。气血虚而遍身痛者禁之。

升麻

辛平，入脾胃二经。主头额间痛，牙根疼烂，肌肉间风热，解百毒，杀鬼邪，辟瘟疫，消斑疹，行瘀血，治阳陷眩晕及胸胁虚痛，久泻脱肛，遗浊崩带。东垣云：发阳明风邪，升胃中清气，引甘温之药，以补卫入表，故元气不足者，用此于阴中升阳，又缓带脉之意。大抵人年五十以上，降气常多，升气常少。《内经》曰：阴精所奉其人寿，阳精所降其人夭。千古之下，窥其微旨，东垣一人而已。凡上盛下虚者勿用。

苦参

苦寒，入肾。主风热虫痛，肠风下血，积热下利，擦牙止痛。丹溪云：服苦参者多致腰重，因其性降而不升也，非伤肾也。治大风有功，况细疹乎。火旺者宜之，火衰虚弱者，大忌。

白鲜皮

气寒，善行，味苦，性燥，入肺脾二经。主恶毒诸疮，风癞疹癣，湿痹死肌，不可屈伸，通关节，利九窍及血脉，肺热咳嗽，天行狂走，头目痛。气味似羊膻，多服损中气。

玄胡索

辛温，入手足太阳、厥阴四经。行血利气，止痛，安①胎，通络，利小便。玄胡索兼理气血，故能行血中气滞，气中血滞，理一身上下诸痛，确有神灵。时珍曰：为活血化气第一品药，非虚语也。往往独行多功，杂以他味便缓。上部酒炒用，中部醋炒用，下部咸水炒用。

川贝母

味苦，微寒。主烦热，心下满，润肺，消燥痰，散项下瘿

---

① 安：原为墨丁，据锦章书局本补。

病，治恶疮，收口生肌。俗以半夏有毒，用贝母代之。不知贝母寒润，治肺家燥痰之药；半夏温燥，治脾胃湿痰之药。二者天渊，何可代乎？去心，同糯米炒，米熟为度，去米用。

茅根

甘寒，入胃。主内热烦渴，吐衄，黄疸，水肿，消瘀血，通月闭，止喘呕，利小便，亦良物也。世皆以其微而忽之，惟是苦寒致伤中和之气，乌足知此哉！

龙胆草

苦涩，大寒。肝经邪热，下焦湿热，目病赤肿瘀肉，小儿客忤疳气，去肠中小虫。时珍曰：相火寄在肝胆，有泻无补，故泻肝胆之热正益肝胆之气，但大苦大寒，过服恐伤胃中生发之气，及助火邪，亦久服黄连反从火化之义也。甘草汤浸一宿，晒干用。

细辛

辛温，入足厥阴、足少阴血分，为手少阴引经之药。主风寒湿头疼，痰厥气壅；利九窍，明目聪耳通鼻，治齿痛肤痒，风眼泪出，口疮喉痹，惊痫咳嗽。时珍曰：气之厚者能发热，阳中之阳也。辛温能散，故风寒湿火痰气者用之。用治口疮齿疾者，取其散浮热者，火郁则发散之义也。辛能泻肺，故咳嗽上气者宜之。辛能补肝，故肝胆不足，惊痫目疾者宜之。辛散太过，凡涉虚忌之。

当归

甘辛微温，入心、肝、脾三经。主一切风、一切气、一切血，温中，止头目心腹诸痛，破恶血，养新血，润肠胃，养筋骨，泽皮肤，理痈疽，排脓止痛生肌。好古云：心生血，脾裹血，肝藏血，故入三经。头止血而上行，梢破血而下行，身养血而中守，全活血而不走。气血昏乱，服之而定。能领诸血各归其所当之经，故名当归。脾胃泻者忌之。去芦，酒洗微焙。

川芎

味辛性温，肝家药也。主一切风、一切气、一切血，血虚及脑风头痛，面上游风，目泪多涕，昏昏如醉。除湿止泻，行气开郁，去瘀生新，调经种子，排脓长肉。苏颂云：蜜丸，夜服，治风痰殊效。弘景云：止齿中出血。东垣云：头痛必用川芎，再加引经药，太阳羌活、阳明白芷、少阳柴胡、太阴苍术、厥阴吴茱萸、少阴细辛。寇氏云：川芎不可久服，令人暴亡，单服既久，则辛喜归肺，肺气偏胜，金来克木，肝必受邪，久则偏绝，是以暴夭。一芎具五味，备四气，君臣佐使配合得宜，宁有此患哉？小者名抚芎，专主开郁。

蛇床子

辛甘，入肾。温肾助阳，祛风湿痒痹，消恶疮，暖妇人子宫，起男子阴痿，利关节，止腰痛。蛇床入肾而补九阳，大有奇功，谁知至贱之中，乃伏殊常之品。舍此而别求补益，岂非贵耳贱目耶？去壳，取仁，略炒，乃有杀虫之功也。

藁本

苦辛微温，足太阳本经药也。主太阳巅顶痛，大寒犯脑，痛连齿颊，头面身体皮肤风湿。元素云：藁本乃太阳风药，其气雄壮，寒热郁于本经，头痛必用之药。巅顶痛非此不除。与木香同用，治雾露之清邪中于上焦。与白芷同作面脂，既能治风，又能治湿，亦各其类也。

白芷

辛温，手阳明引经之药也，兼入肺经。解利手阳明头痛，中风寒热及肺经风热，头面皮肤风痹燥痒，眉棱骨痛，鼻渊衄齿痛，崩带，能蚀脓。东垣云：白芷疗风通用，其气芳香，能通九窍，表汗不可缺也。时珍云：白芷能辟蛇，故蛇伤者用之，亦制以所畏也。微焙用。

白芍药

味酸微寒，为脾肝行经药，入肝脾血分。泻肝安神，收胃止泻，实腠理，和血脉。痢疾腹痛，脾虚中满，胎产诸疾，退热除烦，明目，敛疮口。赤芍破血下气，利小便。东垣曰：芍药酸涩，何以言利小便？盖能益阴滋湿而停津液，故小便自行，非通利也。

按：芍药微寒，未若芩、连、栀、柏之甚也，而寇氏云减芍药以避中寒。丹溪云：新产后勿用芍药，恐酸寒以伐生生之气。嗟夫！药之寒者，行杀伐之气，违生长之机，虽微寒如芍药，犹且谆谆告诫，况大苦大寒之剂，其可肆行而莫之忌耶？避其寒，用酒炒。入血药，用醋炒。

牡丹皮

苦辛微寒，肝经药也。清肾经之虚热，理无汗之骨蒸，凉血行血，通关腠，排脓消瘀，定吐衄血。时珍云：牡丹皮治肾，肝血分伏火，伏火即相火也。古方惟以此治相火，故仲景肾气丸用之。后人惟知黄柏治相火，不知牡丹更胜也。此千古秘奥，人所不知。赤者治血，白者补益，宜分别用。肉厚者佳，酒洗微焙。

木香

性温味辛，气味俱厚，沉而下降，统理三焦气分。主心腹[①]痛，健脾胃，治食积，止吐利，安胎气，理疝气，疗肿毒，辟鬼邪。时珍云：诸风膹郁，皆属于肺。故上焦气滞者宜之，乃金郁则泄之也。中气不运，皆属于脾，故中焦气滞者宜之，脾胃嘉芳香也。大肠气滞则厚重，膀胱气不化则癃淋，肝气逆上则为痛，故下焦气滞者宜之，乃塞者通之也。形如枯骨，味

---

① 腹：原作"服"，据锦章书局本改。

苦粘牙者良。凡入理气药，只生用之。若欲实大肠药，须以面裹煨，面熟为度。

高良姜

辛温，独入脾胃。主风邪腹痛。止呕吐，宽噎膈，破冷癖，除瘴疟，消宿食。东壁土炒用。

草豆蔻

辛温，入脾胃二经。脾胃多寒湿、郁滞者，与之相宜。然多用能助脾热，伤肺损目。面裹煨，去皮。

白豆蔻

辛温，入肺脾二经。散肺中滞气，祛胃中停积，退目中云翳，通噎膈，除疟疾，解酒毒，止吐逆。杨士瀛云：胃脾虚疟疾，能消能磨，流行三焦，营卫一转，诸症自平。《肘后方》云：患恶心者，惟嚼白豆蔻最佳。其功全在芳香之气，一经火炒，便减功力，即入汤液，但当研细，待诸药煎好，乘沸点服，尤妙。

缩砂仁

辛温，入肺、脾、胃、肾四经。和中行气，消^①食醒酒，

---

① 消：原作"滑"，据锦章书局本改。

止痛安胎，除上焦浮热，化铜铁骨哽。同熟地、茯苓能纳气归肾[①]；同檀香、白蔻能下气安肺；得白术、陈皮能和气益脾。炒香，去壳。

益智仁

辛温，能达心与脾胃。进饮食，摄涎唾，止遗泄及小便多，止妇人崩漏，亦能安养心神。《直指》云：心者脾之母，进食不止于和脾。盖火能生土，故古人进食，必用益智，土中益火也。去壳咸水炒。

草果

辛温，善入手、足阳明。暖脾胃，固大肠，消宿食，宽膨胀，止吐逆。

按：土性喜暖爱香，故草果与脾胃最为相宜，其能下气者，脾得补而健运，非若厚朴，枳实之偏于峻削也。糯米粉裹，糖火中煨熟，去粉用，忌铁器。得常山能止疟疾耳。

补骨脂

辛温，宜肾。兴阳事，止肾泄，暖丹田，敛精神。腰膝酸疼，肾冷精流者，不可缺也。白飞霞云：补骨脂属火，收敛神明，能使心包之火与命门之火相通。故元阳坚固，骨髓充实。

---

① 肾：原作"贤"，据锦章书局本改。

《本事方》云：肾气衰弱，则阳事痿劣，不能熏蒸脾胃，令人痞满少食。譬如釜中无火，虽终日不熟，何能消化？补骨脂助火，固能生土。更加木香以顺气，使之斡旋仓廪，仓廪空虚，则受物矣。揉去皮，以胡桃肉拌炒，或盐水炒。

姜黄

苦温，善达肝、脾。下气破血，化癥瘕血块，消痈肿。大者为片子姜黄，能入胃理痛。

郁金

辛苦，入心。下气破血，止心腹痛，产后败血攻心，失心癫狂，衄血吐血，痘毒入心。《经验方》云：一妇人患癫十年，用郁金七两，明矾二两，为丸，薄荷汤送下。才服五十丸，心胸间觉有物脱去，再服而苏。此因惊忧而致，痰与血凝于心窍也。

蓬莪术

苦辛而温，专走肝家。破积聚恶血，苏痰食作痛。李时珍云：郁金入心，专司血病；姜黄入脾，治血中之气；蓬术入肝，治气中之血，稍有不同。醋炒用，引入血分。

荆三棱

苦温，肝家血分药也。破坚积结聚，行瘀血宿食，治疮肿坚硬，通经下乳，堕胎。昔有患癥癖者死，遗言必开腹取之。得块坚如石，文理有五色，削为刀柄，后刘三棱，柄消成水，故知得疗癥瘕。元素云：能泻真气，虚者勿用。醋煮，炒干。

香附

辛甘微苦，足厥阴、手少阳药也。利三焦，开六郁，消痰食，散风寒，行血气，止诸痛，月候不调，崩漏胎产，多怒多忧者，需为要药。丹溪云：香附行中有补，如天之所以为天者，健运不息，故生生无穷，即此理也。李时珍云：生则上行胸膈，外达皮毛；熟则下走肝肾，外彻腰足。炒黑则止血，便制则入血补虚，咸炒入血润燥，酒炒则行经络，醋炒则消积聚，姜汁炒则化痰。得参、术则补气，得归、地则补血，得苍术、抚芎则解郁，得黄连、山栀则降火，得紫苏则发散，得艾叶则暖子宫。韩飞霞云：香附能推陈致新，故诸书皆云益气。而俗有耗气之说，宜于女人不宜于男子者，非矣。

藿香

辛温，脾肺之药也。开胃进食，温中快气，止心腹痛，为吐逆要剂。东垣谓其芳香助胃，故能止呕，进食。今市中售者，殊欠芳香，安望其有功耶？凡使，须水洗净。

泽兰

苦而微温，肝、脾药也。破瘀血，消癖癥，宜九窍，利关节，通小肠，治水肿，涂痈疽。

按：泽兰芳香，悦脾可以快气疏利，悦肝可以行血，流行营卫，畅达肤窍，遂以为女科上剂。

香薷

辛温，入肺。发散暑邪，通利小便，定霍乱，散水肿。世医治暑，概用香薷，殊不知香薷为辛温发散之剂。如纳凉饮冷，阳气为阴邪所遏，以致恶寒发热、头痛、烦渴，或霍乱吐泻者，与之相宜。若劳役伤暑，汗多烦喘，必用清暑益气汤。如大热大渴，人参白虎汤，以泻火益元，若用香薷，是重虚其表，反助其热矣。今人不知暑伤元气，概用香薷代茶，不亦误乎？《外台秘要》：香薷一斤，熬膏，加白术末七两，丸如桐子，米饮下，治通身水肿，颇著神功。忌火焙，并忌日晒。

荆芥

辛温，入肺、脾二经。散风热，清头目，利咽喉，消疮毒，化瘰疬，破瘕聚，下瘀血。

按：荆芥本功治风，又兼治血者，为其入风木之脏，即是藏血之地，故并主之。与河豚、黄颡鱼、驴肉相反，若同日食之，多致丧命，不可不痛戒也。荆芥穗，炒黑，治下焦血有功。

薄荷

辛凉，肺、肝药也。除风热，清头目，利咽喉，止痰嗽，

去舌胎。洗癜疹、疮疥、瘰疬，涂蜂螫蛇伤，塞鼻止衄血，擦
舌疗蹇涩。

按：薄荷气味俱薄，浮而上升，故能清理高巅，解散风热。
然芳香尖利，多服久服，令人虚汗不止。软弱人久用，反动消
渴病者。

紫苏

辛温，肺家药也。叶可发散风寒；梗能行气安胎；子可消
痰定喘，解鱼蟹毒，治蛇犬伤。

按：紫苏以辛散破功，久服泄人真气，世俗喜其芳香，爱
其达气，或为小蔬，或作蜜饯，朝暮服之，甚无益也。古人云：
芳草致豪贵之病，盖指此类耳。

甘菊花

味甘性平，入肺、肾二经。清头目风热，定风虚眩晕，利
血脉，安肠胃，悦皮肤，止腰疼，翳膜遮睛，冷泪流溢，珍为
要品。菊花属金与水，惟其益金，故肝木得平而风自息；惟其
补水，故心火有制而热自除。甘美和平，得天地清纯冲和之气，
是以服食家重之如宝玉也。钟会赞菊有五美云：圆花高悬，准
天极也；纯黄不杂，合土色也；早植晚发，君子德也；冒霜吐
英，象贞质也；味和体轻，神仙食也。甘者功用宏多，苦者但
可理痈。白者入气，赤者入血，神而明之，存乎其人耳。忌火，
去蒂，浆过晒干，乘燥入磨。

艾叶

辛苦而温，通行十二经。温中气，祛寒湿，定吐衄，止下利，安胎气，除腹痛，理崩带，辟鬼邪，杀诸虫。灼灸百日，大有奇功。艾性温暖，有彻上彻下之功，服之以祛寒湿，可转肃杀为阳和，灸之以通经络，可起沉疴为康泰，其用最普，其功最巨。苏颂讹云：不可妄服，此必燥热者。久服故耳，今人谬执斯言，没其神用，何异于因噎而废食耶！老弱虚人，下元畏冷，以熟艾敷其脐腹，妙不可言。生用则凉，熟用则热。

茵陈蒿

足太阳药也。治发黄，驱湿热，利小便，通关节。

按：发黄有阴阳二症，茵陈同栀子、黄柏以治阳黄，同附子、干姜以治阴黄①。总之茵陈为君，随佐使之寒热，而理黄症之阴阳也。古法曰：茵陈、生姜捣烂，于胸前、四肢，日日擦之。

青蒿

苦寒，入肝经血分。主真阴不足，伏热骨蒸，生捣敷金疮，止血止痛。杀鬼气尸痊，理久疟久痢。

按：青蒿得春独早，其发生在群草之先，故治少阳、厥阴诸症，特著其功。然性颇阴寒，胃虚者不敢投也。童便浸一日

---

① 黄：原作"之"，据锦章书局本改。

夜，晒干。

茺蔚

即益母草。心、肝二经血分药也。活血破血，调经止痛，下水消肿，胎前产后一切诸症，皆不可缺。可浴瘾疹，捣敷蛇毒。茺蔚子功用略同，但叶则专主行血，子则行中有补，故广嗣及明目药中多收之。然毕竟职专行血，故瞳神散大者，又在禁例。微炒，舂去壳用。

夏枯草

苦辛，微寒，独入厥阴。消瘰疬，散结气，止目珠痛。此草补养厥阴血脉，又能疏通结气，目痛瘰疬，皆系肝症，故独建神功。然久用亦防伤胃。与参、术同行，乃可久服无弊。

旋覆花

咸甘，微温，入肺与大肠二经。通血脉，消结痰，驱痞坚，除水肿，散风湿，开胃气，止呕逆。旋覆花之功颇多，然不越乎通血、下气、行水而已。但是走散之品，非虚衰者所宜也。去蒂及皮，蒸用。即金沸草。

红花

辛温，入心与肝血分药也。活血通经，去瘀散肿。产后血运，胎死腹中，并宜用之。多用破血，少用养血。酒喷，微焙。

大小蓟根

甘温，入脾、肝二经。破宿血，生新血，安胎气，止崩漏，定吐衄。大小蓟皆能破血，但大蓟力胜能消痈，小蓟力微只可退热，不能消痈。酒洗，或童便拌，微炒。

续断

苦而微温，独入肝家。助血气，续筋骨，破瘀结，消肿毒，缩小便，止遗泄，理胎产崩带，及跌扑损伤。血痢，用平胃散五钱，入续断一钱二分，煎汤服必效。以其既能行血，又能止血，宣中有补也。酒浸炒。

胡芦巴

苦温，纯阳之品，补火之药也。主元脏虚寒，疝瘕，寒湿，腹胁胀满，脚气。胡芦巴乃海南山中所产萝卜子也。温补下元，导火归经，与肉桂同功，至宋时始出，故《图经本草》未言及耳。酒浸炒。

牛蒡子

即鼠粘子。辛温，入肺。达肺气，利咽喉，去肤皮风，消斑疹毒，出痈疽头。牛蒡子，本入肺理风之剂，兼理腰膝凝滞者，一则金为水母，一则清肃下输，或谓兼入肾者，非其升浮之用也。

豨莶

苦寒，入肝。主风气麻痹，骨痛膝弱，风湿诸疮。

按：豨莶苦寒之品，且有毒，令①人吐，以为生寒熟温，理或有②之。以为生泻熟补，未敢尽信，岂有苦寒搜风之剂，一经蒸煮，便有补益之功耶？世俗以慎微《本草》誉之太过，遂误认为风家至宝。余少时亦信之，及恪诚修事，久用无功，始知方书未可尽凭也。古人所谓补者，益以邪气去则正气昌，非谓其本性能补耳。酒蜜润蒸。

芦根

甘寒，入胃。主胃热火逆，呕吐噫哕，消渴泻痢。取肥者，去须节并赤黄皮。

麻黄

辛甘而温，气味俱薄，轻清上浮，入手太阴、足太阳二经。去营中寒邪，泄卫中风热，通利九窍，宣达皮毛，消斑毒，破癥结，止咳逆，散肿胀。

按：麻黄轻可去实，为发表第一药。惟当冬令在表，真有

---

① 令：原作"合"，据锦章书局本改。
② 有：原作"不"，据锦章书局本改。

寒邪者，始为相宜。虽发热恶寒，苟不头疼，身痛拘急，脉不浮紧者，不可用也。虽可汗之症，亦当察病之重轻，人之虚实，不得多服。盖汗乃心之液，若不可汗而误汗，虽可汗而过汗，则心血为之动摇。或亡阳，或血溢，而成坏症。可不兢兢至谨哉。服麻黄，须谨避风寒，不尔复发难疗。去根节，煮数沸，掠去上沫，不去沫，令人烦，根节能止汗故也。

木贼

甘苦，入肝，退目翳，止泪出。木贼与麻黄同形同性，亦能发汗散火。治木器者用之搓擦则光净，故有木贼之名。取以制肝木有灵也。

灯心

平淡，入太阳经。利小便，除水肿，烧灰吹急喉，烧敷阴疳，神效。

生地黄

甘寒，入心、肾两经。滋肾水，养真阴，填骨髓，长肌肉，利耳目，破恶血，理折伤。解烦热，除脾伤痿倦，去胃中宿食。清掌汗热痛，润皮肤索泽，疗吐血衄血，尿血便血，胎前产后，崩中下。

熟地黄

甘温。功用尤弘，劳伤胎生症，推为上剂。脉洪实者，宜于生地；脉虚软者，宜于熟地。六味丸以之为首，天一所生之源也；四物汤以之为君，乙癸同归之治也。生地性寒，胃处者恐其妨食，宜醇酒炒之以制其寒。熟地性滞，痰多者恐其泥膈，宜姜汁炒之以制其滞。更须佐以砂仁、沉香二味，皆纳气归肾，又能疏地黄之滞，此用药之权衡也。拣肥大、沉水者，好酒同砂仁末拌匀，入柳木甑干瓦锅内，蒸极透，晒干，九次为度。地黄禀北方纯阴之性，非太阳与烈火交相为制则不熟也。市中惟用酒煮，不知其不熟也。向使一煮便熟，何固本膏用生、熟地各半耶？忌铜铁器，否则令人肾消，发白。

牛膝

苦酸，肾、肝药也。补肾强阴，理腰脊膝胫之病，补肝强筋，疗血结拘挛之苦。止淋家茎痛欲死，截久疟寒热不休，能落死胎，出竹木刺。

按：五淋诸症，极难见效，惟牛膝一两，入乳香少许，煎服，连进数剂即安。性主下行，且能滑窍，梦失遗精者，在所当禁，此千古秘奥也。欲下行则用生，出补则酒炒。

紫菀

辛甘微温，肺家药也。益肺调中，消痰定喘，止血疗咳，解渴润肌，补虚辟鬼。紫菀辛而不燥，润而不寒，补而不滞，诚哉金玉君子。然非独用多用，不能速效。小便不通及溺血者，服一两，立效。去须洗净，微火焙。

麦门冬

甘而微寒，肺经药也。清肺中伏火，定心脏惊烦，理劳瘵骨蒸，止血热妄行，理经枯乳闭，疗肺痿吐脓，润燥干烦渴。麦门冬主用颇多，要不越清肺之功。夏令湿热，人病困倦无力，身重气短，孙真人立生脉散，补天元真气：人参甘温，泻虚火而益元气；麦冬甘寒，润燥金而清水源；五味子之酸温，泻丙丁而补庚金。殊有妙用，然胃寒者不敢饵也。去心用。若八九剂，汤润捣膏。畏其寒者，好酒浸捣。

冬葵子

甘寒，太阳药也。达诸窍，疏大肠，利小便，催难产，通乳闭，出痈疽头，下丹石毒。葵根功用与子相仿，小儿误吞铜钱，以根煮汁饮之，神效。葵性淡滑为阳，能利窍通闭，关格者恒用之。别有一种蜀葵根，肠胃生痈者，同白芷服，善能排脓散毒。

款冬花

辛而微温，肺经药也。润肺消痰，止咳定喘，清喉痹，理肺痿肺痈。古人治久咳，款冬花一两，蜂蜜拌润，入茶壶中，以面固其盖，勿令漏气。壶下着炭火，待烟从壶口出，口含吸咽，烟尽乃止，数日必效。

按：傅咸①《款冬花赋》云：冰凌盈谷，雪积被崖，顾见款冬，炜然华艳。则其纯阳之性可知。虽具辛温，却不燥热，故能轻扬②上达至高之府，赞相傅而奏功勋也。蜜水拌焙。

决明子

苦寒，东方药也。清肝家风热，去目中翳膜，理赤眼泪出。炒熟，研碎。

瞿麦穗

苦寒，入太阳经。逐膀胱邪热，治小便不通。明目，堕胎。

按：瞿麦之用，惟破血利窍四字，可以尽其功能，非久任之品也。炒用。

葶苈子

辛寒，入肺。泻气，主肺壅上气，咳嗽喘促，痰气结聚，通身水气。

按：《本草》十剂云：泄可去闭，葶苈、大黄之属。若二味皆大苦大寒，大黄泄血闭，葶苈泄气闭。夫葶苈之峻利不减大

---

① 傅咸：傅咸（239—294），字长虞，北地泥阳（今陕西耀县东南）人，西晋文学家。

② 扬：原作"汤"，据锦章书局本改。

黄，性急逐水，殊动真气，稍涉虚者，宜痛戒之。有甜苦二种，苦者专泄，甜者稍缓。然肺家水气，非此莫能疗，但不敢多用耳。酒炒，或同糯米炒，米熟，去米用。

车前子

甘寒，入肾、膀胱二经。利小便，除湿痹，益精气，疗目赤，催产难。车前子利小便而不走气，与茯苓同功。以纱囊揉去泥土，炒熟。

连翘

苦寒，入心。泻心火，破血结，散气聚，消肿毒，利小便。诸疮痛痒，皆属心火，连翘泻心，遂为疮家要药。治瘰痈疮疡有神，然久服有寒中之患。酒炒，研用。

青黛

甘寒，东方药也。泻肝气，散郁火，杀疳虫，敷热疮。古称青黛从波斯国来，今惟以靛花充用，然干靛多夹石灰，须淘澄去净，取浮标用。

萹蓄

苦寒。利小便，驱湿热，杀诸虫。

沙苑蒺藜

甘温，善走肾、肝二经。主补肾益精，止腰痛遗泄。种子方中尊为要品。白蒺藜别为一种，破血消痰，治风明目，亦能补肾。

谷精草

甘平，阳明药也。主头风翳膜，痘后目翳。此草收谷后，荒田中生之，得谷之余气，独行阳明分野，明目退翳之功而在菊花之上。

海金沙

甘寒，小肠、膀胱药也。主湿热肿满，通小便淋秘。此太阳经血分之药，惟在二经血分热者，始为相宜。勿令见火。

大黄

苦寒，足太阴、手足阳明、手足厥阴五经血分药也。主[1]行瘀血，导血闭，通痀积，破结聚，消饮食，清实热，泻痞满，润燥结，敷肿毒，荡涤肠胃，推陈致新。大黄性极猛烈，故有将军之号。本血分之药，若在气分用之，未免诛伐太过矣。泻心汤治心气不足而邪火有余也，虽曰泻心，实泻血中伏火也。

---

[1]　主：原作"之"，据锦章书局本改。

又仲景治心下痞满用大黄黄连泻心汤，此亦泻脾胃之湿热，非泻心也。病发于阴而反下之，则为痞满，乃寒伤营血，邪气乘虚结于上焦，故曰泻心，实泻脾也。病发于阳而反之下，则为结胸，乃热邪陷入血分，亦在上焦。大陷胸汤丸皆用大黄，亦泻脾胃血分之邪也。若结胸在气分，只用小陷胸汤；痞满在气分者，只用半夏泻心汤。成无己不知其分别此义。凡病在气分，胃虚血虚，胎前产后，并勿轻用，其性苦寒，能伤气耗血也。欲下行者，必生用之。若邪在上者，必须酒制引上至高，祛热而下也。欲取通利者，须与谷气相远，下后亦不得骤进谷气，大黄得谷气，便不能通利耳。

商陆根

酸辛，有毒。通大小肠，疏泄水肿，攻消痃癖，捣敷肿毒喉痹，小儿痘毒，同葱白填脐。白者可入汤散，赤者但堪外贴。古赞云：其味酸辛，其形类人，其用疗水，其效如神，与大戟、甘遂异性而同功，虚者不可用。止用贴脐，利小便，即肿消也。

大戟

苦寒，有毒。入肝与膀胱。利大小便，泻十种水病，破恶血痞块。李时珍云：痰涎无处不到，入心则迷窍而癫狂，入肺则塞窍而咳喘，入肝则胁痛干呕，入经络则痹痛，入筋骨则引痛。并用控涎丹，殊有奇功。此治痰之本。本者，水湿也，得气与火，变为痰涎。大戟泻脏腑之水湿，甘遂行经络之水湿，白芥子散皮肤膜外之痰，善用者收奇功也。钱仲阳曰：肾为真水，有补无泻。又云：痘疮变黑归肾，用百祥丸以泻肾，非泻肾也，泻其腑则脏自不实。百祥丸惟大戟一味，大戟能行水，泻膀胱之腑，则肾脏不实。窃谓百祥非独泻腑，乃实则泻其子也，肾邪实而泻肝也。大戟浸水色青，肝胆之色也。仲景治痞满胁痛，干呕短气，十枣汤主之，亦有大戟。夫干呕胁痛，非胆症乎？则百祥之泻肝胆明矣，何独泻肝乎？用枣同煮软，去骨，晒干。

甘遂

苦寒，有毒。浚决十二经，疏通水道，攻坚破结。张元素云：味苦气寒，直达水气所结之处。水结胸中，非此不除，故大陷胸汤用之，但有毒不可轻用。河间云：水肿未消，以甘遂末涂腹绕脐，内服甘草水，其肿便去。又涂肿毒，浓煎甘草汤服，其毒即散。赤皮者佳，白皮者性劣也。面裹煨熟，用以去其毒。

续随子

辛温，有毒。破瘀血癥癖、虫毒鬼疰、水肿，利大小肠。下水甚捷，有毒伤人，不得过用。服后泻多，以醋同粥食即止。去壳，取色白者研烂，纸包，压去油，取霜用。

蓖麻子

辛热，有毒。服者一生勿食炒豆，犯即胀死。且有毒损人，故不可轻服。但取外治，其用甚多。研敷疮痈瘰疬；涂足心，催生；口眼歪斜，左歪贴右，右歪贴左；塞鼻，治壅；塞耳，治聋；小便不通，三粒研细，入纸捻，插茎即通；子宫脱下，涂顶即收。丹溪云：追脓拔毒，乃外科要药。又曰：鹅鹅油能引药气入内，蓖麻油能拔病气出外。偏风手足不举，同羊脂、麝香、山甲煎作膏，日摩数次。手臂肿痛，蓖麻捣膏贴之，一日即愈。偏头痛，同乳香捣涂即止。外用必奏奇功，内服多致损人。取蓖麻油法：研烂，入水，用火煮之，有沫撇起，沫尽乃止，取沫煎至滴水成珠为度。

常山

苦寒，有小毒。消痰至捷，截疟如神，常山却痰疗疟，无他药可比，须在发散表邪之后，用之得宜，立建神功。世俗闻雷敩有老人久病之戒，遂视常山为峻剂，殊不知常山发吐，惟生用与多用为然，为甘草同行，则亦必吐。若酒浸炒透，但用钱许，余每用必建奇功，未有见其或吐者也。不一表明，将使良药见疑，沉疴难起，抑何其愚耶？酒浸一宿，切薄片，慢炙，久炒，形如鸡骨者良。

附子

辛热，有毒。通十二经，无所不至。暖脾胃而驱寒湿，补命门而救阳虚，除心腹腰膝冷疼，破癥坚积聚血瘕，治伤寒阴症厥逆，理虚人膈噎胀满，主肾脉脊^①强而厥，救疝家引痛欲

---

① 脊：原作"春"，据锦章书局本改。

绝，敛痈疽久溃不收，拯小儿脾弱慢惊。附子禀雄壮之性，有斩关之能。引补气药，以追散失之元阳；引补血药，以滋不足之真阴；引发散药，以逐在表风寒；引温暖药，以祛在里之寒湿，其用弘矣。张元素云：附子以白术为佐，乃除寒湿之圣药。又益火之源，以消阴翳，则便溺有节。丹溪云：气虚热甚者，少加附子，以行参芪之功。肥大多食者，亦宜之。戴元礼云：附子无干姜不热，得甘草则性缓。李时珍云：阴寒在下，虚阳上浮。治之以寒，则阴气益甚；治之以热，则拒而不纳。热药冷饮，下咽之后，冷体既消，热性便发，病气随愈。此热因寒用之法也。予每遇大虚之候，参、术无用，必加附子，便得神充食进。若阴虚阳旺，形瘦脉数者，不可轻投。附子以蹲坐正节角少，重一两者佳。形不正而伤缺风皱者，不堪用也。沸汤泡，少顷，去皮脐，切作四分，用甘草浓汁二钟，慢火煮之，汁干为度，隔纸烘干。或童便制用，只宜速用，不堪藏也。或酒浸一宿，入甑蒸一日，不麻舌为度。

乌头

附乌头而生者，为附子。身长者，为天雄。大抵风症用乌头，寒症用附子，而天雄之用与附子相同，但功力略逊耳。

按：乌、附、天雄，皆是补下之药，若系上焦阳虚，当用参、芪，不当用天雄也。且乌、附、天雄之尖，皆是向下生者，其气下行，其脐乃向上生苗之处。寇氏谓天雄之性不肯就下，元素谓天雄之性补上焦阳虚，皆为误见。

天南星

苦辛，有毒，脾、肺、肝之药也。主风痰湿^①痹，眩运，口噤身强，筋脉拘缓，口眼肿邪，坚积痈疝，利水去湿，散血堕胎。味辛而故能治风散血；气温而燥，故能胜湿除涎；性紧而毒，故能攻坚拔毒。凡诸风口噤，需为要药。重一两者佳。生用，以温汤洗过，矾汤浸三日夜，日日换水，晒干。熟用者，酒浸一宿，入甑蒸一日，以不麻舌为度。造胆心法：南星生研末，腊月取黄牛胆汁，南星纳胆中，悬有风处，年久弥佳。

半夏

辛温，有毒，脾、胃药也。燥湿和中，消痰止嗽，开胃健脾，止呕定吐，消痈堕胎。好古《内经》云：肾主五液，化为五湿，自入为唾，入肝为泣，入心为汗，入脾为痰，入肺为涕。有痰曰嗽，无痰曰咳，痰因咳动，脾之湿也。半夏能泄痰之标，不能泄痰之本。泄本者泄肾也，咳^②无形而痰有形，润肾燥脾，无形则润，有形则燥，所以为流湿润燥耳。以半夏为肺药非矣。止吐，为足阳明；除痰，为足太阴也。汪机曰：脾胃湿热，涎化为痰，曰非半夏曷可治乎？若以贝母代之，则翘首待毙。时珍曰：脾无湿不生痰，故脾为生痰之源，肺为贮痰之器。半夏治痰，为其体滑辛温也。涎滑能润，故行湿而通大便，利窍而泄小便。所谓辛走气，能化液，辛以润之是矣。丹溪谓半夏能

---

① 湿：原作"痹"，据锦章书局本改。
② 咳：原作"刻"，据锦章书局本改。

使大便润而小便长，成无己曰半夏行水气而润燥，《局方》半硫丸治老人虚秘，皆取其滑盛也。俗以半夏为燥，误矣。湿去则土燥，则痰涎不生，非其性燥也。惟阴虚劳损，非湿热之邪而用之，是重竭其津液，医之咎也，岂药之罪哉？愚谓同苍术、茯苓则治湿痰，同瓜蒌、黄芩则治热痰，同南星、前胡则治风痰，用芥子、姜汁则治寒痰。惟治燥痰但宜以贝母、瓜蒌，非半夏所司也。半夏主治颇多，总是去湿健脾之力，苟无湿症，与半夏不相蒙也。古人半夏有三禁，谓汗家、渴家、血家，以其行湿利窍耳。择大而白者，水浸七日，每日换水，去皮净，更以姜汁、明矾、皂角同煮透，晒干。造曲法：以半夏洗净，去皮研细，以姜汁、矾汤搜和作饼，楮叶包裹，待生黄衣，去叶晒干。

芫花

辛温，有毒。消痰饮，水肿湿痹，咳逆上气，喉鸣咽肿，疝瘕痈毒。李时珍云：仲景治太阳表不解，心下有水气，干呕发而咳，或喘或利者，小青龙汤。表已解，头痛出汗，恶寒，心下有水气，痛引两胁，或喘或咳者，十枣汤。小青龙发散表邪，使水气自毛窍出，开鬼门也；十枣汤祛逐里邪，使水气自二便出，洁净府也。饮症有五，皆因内啜水浆，外感湿气，郁而为饮。流于肺则为支饮，令人喘咳寒热，吐沫皆寒；流于脾则为悬饮，令人咳唾，痛引缺盆及两胁；流于心下则为伏饮，令人胸满呕吐，寒热眩晕；流于肠胃，则为痰饮，令人腹鸣吐水，胸胁支满，或泄泻，忽肥忽瘦；流于经络，则为溢饮，令人沉重注痛，或作水肿。芫花、大戟、甘遂之性，逐水去湿，达直水饮窠囊之处，取效甚捷，多即损人。陈久者良，醋煮数沸，去醋，更以水浸一宿，晒干则毒去也。

菟丝子

甘平，肾家药也。益精髓，坚筋骨，止遗泄，主溺有余沥，去腰膝酸软。菟丝子禀中和之气，凝正阳之性，不燥不寒，故多功于北方，为固精首剂。水淘净，去土水，酒浸一宿，焙干。

五味子

肉中酸甘，核中苦辛咸，故名五味。入肺、肾二经。滋肾家不足之水，收肺气耗散之金，强阴固精，止渴止泻，定喘除嗽，敛汗明目。东垣云：五味子收肺气，乃火热必用之药，故治嗽以之为君。但有外邪者不可骤用。丹溪云：五味收肺，非除热乎？补肾，非暖水脏乎？乃热嗽必用之品。食之多虚热者，收补之骤也。黄昏嗽乃火浮入肺，不宜凉药，宜五味子废而降之。元素云：夏月困乏，无气以动，与黄芪、人参、麦门冬、五味子，少加黄柏煎服，使人精神顿加，两足筋力倍出。补用熟，嗽用生。蜜水拌，微炒。

覆盆子

甘平，入肾。起阳治痿，固精摄溺。强肾而无燥湿之偏，固精而无凝涩之害，金玉之品也。酒浸一宿，炒用。

马兜铃

苦寒，入肺。清肺气，止咳嗽，定喘促。体轻而虚，与肺同象，故专治喘嗽，以清热降气为功，不能补益也。

使君子

甘温，入脾。杀虫退热，健脾止泻。杀虫之药，多是苦辛，此独味甘，虫可治矣。且能扶助脾胃，收敛虚热，为小儿要药。

牵牛子

辛温，入肺及大小肠。利小便，通大肠，消水肿，逐痰饮，除气分湿热，疏三焦壅结。牵牛主脾家水气，喘满肿胀，下焦郁遏，腰背胀重，及大肠风秘气秘，卓有殊功。但病在血分及脾虚痞满者，不可服也。李时珍治一人肠结，服养血润燥药则泥膈不快，服硝黄利药则若罔知。其人形肥，膏粱多郁，日吐酸痰乃宽，此三焦气滞，有升有降，津液皆化而为痰，不能下滋肠胃，非血燥也。润剂多滞，硝黄入血，不能入气，故无效也。牵牛为末，皂角膏丸，才服便通。一人素多酒色，二便不通，下极胀痛，用利药不效，是湿热之气壅塞清道，病在二阴之门，故前阻小便，后阻大便，病不在大肠、膀胱也。用川楝、茴香、山甲，倍用牵牛，煎服而愈。碾取头末，去皮面用，亦有半生半熟用者。皮能滞气，勿误用。

天花粉

甘苦微寒。主内热干渴，痰凝咳嗽，烦满身黄，消毒通经。苦能降火，甘不伤胃，故《本经》有安中补虚之称。虚热燥渴者，与之相宜，且清和疏利，又能消毒通经。然竟行秋冬之令，非所以生万物者也。去皮，切片，水浸三日，逐日换水，捣如泥，绢滤澄粉，薄荷衬蒸，晒干。实名瓜蒌，主胸痹肿毒，润肺止咳，涤痰止渴。丹溪颂其洗涤胸垢，为治渴神药。其子功用约略相同，研烂去油。

葛根

辛甘，阳明经药也。主头额痛，解肌止渴，宣斑发痘，消毒解酲。元素曰：升阳生津。脾虚作渴者，非此不除。不可多用，恐伤胃气。仲景治太阳阳明合病，桂枝汤内加麻黄、葛根。又有葛根黄连解肌汤，用以断太阳入阳明之路，非太阳药也。葛根葱白汤，为阳明头痛仙药。若太阳初病，未入阳明而头痛者，不可便用升麻、葛根，反引邪入阳明矣。丹溪曰：斑疹已见红点，不宜用升麻葛根汤，恐表虚反增斑烂也。东垣曰：干葛轻浮，鼓舞胃气上行，生津，解肌热，治脾胃虚泻圣药也。《本草》十剂云：轻可去实，麻黄、干葛之属。盖麻黄乃太阳经药，兼入肺经，肺主皮毛；葛根乃阳明经药，兼入脾经，脾主肌肉。二药均是轻扬发散，而所入迥然不同也。

天门冬

甘苦而寒，肺与肾之药也。主肺热咳逆喘促，肺痿肺痈，吐血衄血，干渴痰结，通肾益精。天门冬凉而能补肺家，虚热者宜之。然虚盛者，须与参、芪同进，不致伤胃。时珍云：天门冬清金降火，益水之上源，故能下通肾气。若服之日久，必病滑肠，反成痼疾矣。去心用。

百部

苦甘微温。主咳嗽喘逆，杀传尸、寸白、蛔、蛲、疥、癣、蝇、蠓、虱，一切诸虫。时珍云：亦麦门冬之类，皆主肺疾。但百部气温，寒者宜之；门冬性冷，热者宜之，此为异耳。

何首乌

苦涩微温，肾肝药也。补血气，强筋骨，益精髓，黑须发，敛虚汗，固遗浊，止带崩，理痃癖，疗肠风，悦颜色，久服令人有子。肝主疏泄，肾主闭藏，苦以坚养肾阴，涩以收摄肝气，不燥不寒，功在地黄、麦冬之上，为滋补良药。白者入气，赤者入血，赤白合用，气血交培。一老人见有藤二株，至夜相交，掘其根归，为末酒服，发乌颜少，连生数男，此老姓何，故名何首乌，真神物也。忌铁，竹刀刮去皮，米泔浸半日，切片，每赤白各一斤，用黑豆三斗，每次用三升三合以水浸过，以甑内先铺豆一层，首乌一层，重重铺完，砂锅上蒸之，豆熟为度，去豆，晒干，九次乃佳。

萆薢

苦平，胃与肝药也。搜风去湿，补肾强筋，主白浊茎中痛，阴痿失溺，恶疮。入肝搜风，故能理风除筋之病；入胃去湿，故能理浊除疮之病。古人或称其摄溺之功，或称其逐水之效，何两说相悬耶？不知闭蛰封藏之本在肾，肾气强旺则收摄，而妄水亦无容藏之地。且善清胃家湿热，故能去浊分清也，杨氏萆薢分清饮正和此意。杨子建云：小便频数无度，茎中痛者，必大腑不通，水液只就小肠，大腑愈加燥竭，甚则燥热。或因酒色，或因过食辛热荤腻，则腐物瘀血之类，随虚入于小肠故也。此乃小便频数而痛，与淋症涩痛者不同。用萆薢一两，咸水炒，为末，煎服，使水道转入大肠，仍以葱汤频洗谷道，令气得通，则小便数及痛自减也。萆薢与土茯苓形虽不同，主用相仿，岂一类数种乎？盐水拌，炒用。

土茯苓

甘平，入胃、肝二经。健脾胃，清湿热，利关节，治拘挛，止泄泻，除骨痛，主杨梅疮毒，解水粉毒。时珍云：杨梅疮，古无病者。近起于岭表，风土卑炎，岚瘴熏蒸，挟淫秽湿热之邪，发为此疮，互相传染，遍及海宇，类有数种，治病则同也。症属厥阴、阳明二经，如兼少阴、太阴则发于咽喉；兼太阳、少阳则发于头耳。盖相火寄于厥阴，肌肉属于阳明故也。用轻粉、银朱劫剂，七日即愈。水银性走而不守，加以盐矾升为轻粉、银朱，其性燥烈，善攻痰涎，涎乃脾液，此物入胃，归阳明，故涎被劫，随火上升，从喉颊齿缝而出，疮即干愈，但毒气窜入经络筋骨，莫之能出。变为筋骨挛痛，发为痈毒，遂成废痼。土茯苓能健脾，去风湿。脾健而风湿去，故毒得以愈。近有秘方：土茯苓一两，苡仁、防风、金银花、木瓜、木通、白鲜皮各五分，皂荚子四分，人参、当归各七分，日饮三服。惟忌啜茶及牛、羊、鸡、鹅、鱼肉、烧酒、发面，房劳。色白者佳。

威灵仙

辛咸，入太阳经。搜逐诸风，宣通五脏，消痰水，破坚积。丹溪云：威灵仙，痛风之仙药也。其性好走，通十二经，朝服暮效。辛能散邪，故主诸风；盐能泄水，故主诸湿。壮实，诚有殊功；气弱者，反成痼疾。

茜草

苦温，厥阴药也。行血滞，通经脉，理痛风，除寒湿，活血。与红花同功，而性更通利，忌铁。

防己

辛寒，太阳药也。主下焦风湿肿痛，膀胱蓄热，通九窍，散痈毒，利二便。东垣云：防己苦寒，泻血中湿热，通其滞塞，此瞑眩之药，下咽令人身心烦乱，饮食减少。至于湿热壅塞，下注脚气，无他药可代。若劳倦虚热，以防己泄大便，则重亡其血，不可用一也；渴在上焦气分，而防己乃下焦血药，不可用二也；外感邪传肺经，气分湿热而小便黄赤，此上焦气分，禁与血药，不可用三也。大抵上焦湿热皆不可用，下焦湿热审而用之。防己为疗风水要药，治风用木防己，治水用汉防己。去皮，酒洗，晒干。

木通

甘淡，微寒，心包络、小肠、膀胱药也。利小便，消水肿，宣血脉，通关节，明耳目，治鼻塞，破积聚，除烦渴，安心神，散痈肿，清伏热，醒多睡，去三虫，堕胎下乳。东垣曰：木通甘淡，助西方秋气下降，以利小便，专泻气滞也。肺受热邪，气化之源绝，则寒水断流，膀胱癃闭，宜此治之。时珍曰：木通上能通心清肺，理头痛，达九窍；下能泄湿祛热，皆从小便而出。《本草》云：通可去滞，木通、防己之属。夫防己苦寒，泻血分湿热；木通甘淡，泻气分湿热。细而白者佳。

通草

淡平，肺与膀胱药也。利水通淋，明目退热，下乳催生。色白气寒，味淡体轻，故入肺经，导热使降，由膀胱下泄也。

钩藤

甘苦，微寒，手足厥阴药也。主小儿寒热惊痫，夜啼，瘛疯，客忤胎风，内钓腹痛，大人肝风目眩。

金银花

甘而微寒。主胀满下利，消痈散毒，补虚疗风。世人但知其消毒之功，昧其胀痢风虚之用。余于诸症中用之，屡屡见效，奈何忽之耶？

泽泻

甘盐，微寒，肾与膀胱药也。利水道，通小便，补虚损，理脚气。

按：《本经》云。"久服明目"，而扁鹊云"多服病眼"，何相反耶？盖水道利，则邪火不干空窍，故云明目；水道过于利，则肾气虚，故云病眼。又《别录》称其止遗泄，而寇氏谓泄精者不敢用，抑何相刺缪也？盖相火妄动而遗泄者，得泽泻清之，而精自藏；气虚下陷而精滑者，得泽泻降之，而精愈滑矣。况滑窍之剂，肾虚失闭藏之职，亦一禁。夫一药也，一症也，而或禁或取，变化殊途，自非博洽而神明者，未免对症而疑，临症而眩。若格于理者，变变化化而不离乎宗。故曰：医不执方，合宜而用，斯言至矣。

菖蒲

辛温，心肝药也。开心窍，消伏梁，除痰嗽，通九窍，明耳目，出音声，散风湿，止心痛，杀诸虫，辟鬼邪，理恶疮。

按：《仙经》历称菖蒲为水草之精英，神仙之灵药。然惟石积水生，茎细节密不沾土者，方为上品。铜刀刮去粗皮，米泔浸之，饭上蒸之，借谷气而臻于中和，真有殊常之效。

海藻

咸寒。主瘿疬痈肿，癥瘕，水肿，疝气，痰壅，食凝。经云：咸能软坚。海藻咸能润下，寒能泄热，故无坚不溃，无肿不消。洗净咸味，焙干。

昆布

咸寒。主水肿噎膈，瘰疬恶疮。昆布功同海藻。凡海中菜皆损人，勿多食。洗去咸，焙干。

石斛

甘而微咸，脾、肾药也。益中气，厚肠胃，长肌肉，逐邪热，壮筋骨，强腰膝。石斛甘可悦脾，咸能益肾，故多功于水土二脏。但气性宽缓，无捷奏之功。古人以此代茶，甚清上膈。凡使勿用木斛。石斛短而中实，木斛长而中虚，不难分辨。

骨碎补

苦温，肾经药也。主骨中毒气，风血痛；破血止血，补折伤；理耳鸣牙痛。筋骨伤碎者能疗之，故名骨碎补。走入少阴，理耳牙诸疾。凡损筋伤骨之处，用米粥裹伤处有效。焙用。

谷　部

胡麻

甘平，补中益气，养肺润肠，坚骨，明耳目，逐风湿，填脑髓，久服延寿。胡麻子填精益气，仙家所珍。取栗色者，名鳖虱胡麻，比黑者更胜。

浮麦

即小麦子水淘浮起者。止自汗，盗汗，虚热。

麦芽

即大麦水浸生芽者。开胃下气，消食和中。

神曲

乃伏天，用白面百斤，青蒿汁三碗，赤豆末、杏仁泥各三升，苍耳汁、野蓼汁各三碗，以配白虎、青龙、朱雀、玄武、勾陈、螣蛇六神，揉和作饼，楮叶包窨，如造酱黄法，待生黄衣，晒干，临用炒之。消食下气，健脾暖胃，除吐止泻，破癥结，理痢疾。

按：神曲与谷麦二芽，脾胃虚人，常宜服之，以助戊己，熟腐水谷，与参、术、香、砂同用为佳。

薏苡仁

甘平。保肺益脾，舒筋去湿，消水肿，理脚气。色白入肺，味甘入脾，治筋者必取阳明，治湿者必扶土气，故有舒筋去湿之用。然性主秋降之令，每多下利。虚而下陷者，非其宜也。淘晒炒。

粟壳

酸涩微寒。止泻利，固脱肛，治遗精，除久咳。粟壳酸涩收敛，其性紧急，非久嗽久泻者不敢轻投也。世俗闻而畏之，概不肯用，不知久利滑脱者，非此不除。因噎而废食，良药不为也。水洗，去蒂及根膜，取薄皮，醋炒。

赤小豆

甘酸性平。消热毒，下水肿，散恶血，利小便，止泄泻。世俗惟知治水，不知扶土所以制水。赤小豆健脾胃而利水湿，直穷其本也。其性善下，久服则降令太过，津血渗泄，令人肌瘦。一切毒肿，为末涂之，无不愈者。但性极黏，干即难揭，入苧根末即不黏，此良法也。此即五谷中常食之品。以紧小而赤黯者入药，其稍大而鲜红，及淡红者，并不宜用。

绿豆

甘寒。利水消肿，解毒，吐泻，解消渴。

白扁豆

甘平，脾之谷也。暖脾胃，止吐泻，解诸毒，消暑气，除湿热。扁豆气味中和，土家契合，仓廪受培，自能通利三焦，升降清浊，土强湿去，正气日隆。炒熟，去皮。

豆豉

苦寒。主伤寒头痛，烦闷，温毒发斑，呕逆血痢。解肌发表，补中下气，卓有神功。炒熟，则能止汗。

蒸饼

甘平。温中健脾，消食化滞，和血止汗，利三焦，通水道。惟面可造，醋水发成，在腊月及寒食日蒸之，至皮裂，去皮，悬之风干，以水浸胀，擂烂用。

饴糖

甘温。补中健脾，润肺止嗽，消痰止血，解渴解毒。熬焦酒服，能下恶血。邢曹进，飞矢中目，其目传小，红肿之极，痛困甚，一僧教以将饴糖点之，至夜疮痒，一钳而出，旬日而瘥。

食物性鉴赋

寒凉为一例

绿豆止消渴，兼解诸毒；豆豉治呕逆，吐散风寒。食酱止渴除烦，而杀毒尤良；豆腐散血清热，而暑月应忌。芝麻发霍乱而滑肠胃，小麦养心气而止虚烦。大麦有生损熟益之殊，荞麦为炼滓消积之用。麸皮止汗而敷溃烂，小粉调经而消痈疽。面筋益气和中，薏米健脾胜湿。索粉解酒食菰菌之毒，石花非虚寒肠滑所宜。鲜菌有毒者时或杀人，柑子多食者亦令泄泻。

苋菜利大肠，同鳖食而成瘕；菠薐发腰痛，患冷气者莫尝。莴苣通经宣乳，目疾非宜；竹笋清热消痰，肠滑少食。黄瓜发疮动疟，蘑菇理气以化痰。冬瓜瘦人走气，皮干折损堪医；茄子动气滑肠，蒂灰冻疮能疗。茶叶最清痰火，橄子颇治酒伤。甜瓜虽消暑而滑肠，西瓜亦伤脾而助湿。

水梨利血寒中，疮毒酒毒并解；柿子生痰冷腹，肺火胃火都除。荸荠消食解热有功，慈菇孕妇肠风多忌。螃蟹解漆疮破血，蝤蛑治湿癣疳疮。蚬肉发嗽除黄，蚌肉助风动冷。野鸡发痔疮动痢，野鸭治水肿补中。

螺蛳清热解酒，利大小便而治痔疮；田鸡骨热肉寒，治蛤蟆瘟而消水肿。家鸭白补虚而黑滑利，老者为良；鸭卵生闷气而腌蛋滞，气解诸毒。猪肉动风助湿，鹊肉治热疗风。猪脑敷冻疮而损阳道，猪脂解药毒而滑胃肠。

蛤蜊醒酒开胃，血块能消；田螺疗热敷疮，禁口宜用。驴肉动风，妊妇食之难产；乳饼润脏，痢病食以尤良。猪脊髓补虚损，兼治诸疮；猪腰子治劳烦，能通肾气。肺治肺虚咳嗽，肠医肠燥便难。胆为敷疮通便之需，胰有肺痿疬癖之用。

牛乳润皮肤，反胃热哕宜饮；马肉长筋骨，头疮曰秃宜求。梢瓜即生瓜，成癥结而动气，时症后多妨。黑鱼发痼疾而生疮，疗水肿却效。润脏腑泽肌肤，酥油最美；添精髓益津液，醍醐尤良。水獭通经而理毒风，兔肉解毒热而压丹石。芦笋清热，解诸鱼蟹毒；茭白发冷，除面目诸黄。

温热为一例

羊肉虽补虚而发热，猪肝即明目而伤神。狗肉壮阳道，补胃通精；鹿肉治喝邪，养容强力。辟恶补虚，丹鸡最效；鼠瘘虫毒，猫肉堪医。乌鸡治虚损以安胎，白鸡止消渴而利水。瓦鸡起阳道，冬月食之有子；猪肚补中气，四季啖以和脾。

山药有健脾益肾之功，南瓜乃脚气黄疸之忌。李子调中养肝，而多食发热；杏实助心止渴，而恣啖生痰。栗子滞中气，晒干为厚肠益肾之需；桃子益颜色，多食有膨胀痈疽之苦。乌骨鸡治劳怯崩中，肾肝效著；黄雌鸡主添精暖气，脾胃功多。荠菜发疮癣，差可滋肝；黄牛肉动疫气，却能补土。

白枣最损脾而助湿，石榴亦病肺而生痰。杨梅虽养胃兮而损筋发疮，橘子虽止渴兮而恋膈聚饮。胡桃暖命门，痰多积热者勿食；樱桃动虚热，火病血嗽者休尝。川椒达下祛寒，花椒温中下气。

鲫鱼益胃肠，补虚止痢；江鲚发疮疥，助火成痰。水肿便涩，鲇鱼虽有毒而多功；去湿去痔，河豚纵有效而勿食。橄榄消酒毒，更解河豚诸鱼毒；松子治诸风，尤理肌肤骨节风。血积丹毒，海蛇最良；动火生痰，鲜虾独甚。黄鳝入土厚肠，多食令人霍乱；鳊鱼生疽助痢，白芥子入肺经。惟壅热而动风气，小麦面有焉；生积聚而拥诸经，糯米粉甚矣。

扁豆和中而止泄痢，黄豆壅气而动嗽痰。陈仓米冲淡，最益胃家；小麦曲宽中，能消积滞。红曲有健脾行血之能，饴糖乃动火生痰之物。米醋益血，酸收亦损筋而伤胃；米酒通经，辛散最夭命而昏神。酒糟消食除冷，兼成和伤止痛之勋；烧酒伤胆丧心，甚则黑胃腐肠而化。大蒜耗血坏目兮，亦能快膈化肉；芥菜豁痰通肺兮，惜其发痔损元。

寒祛呕止，和中首重生姜；熟降生升，消面独推莱菔。莳萝除呕逆而滋食味，芫荽辟恶气而发痘疮。金柑解酒病宽中，香橼治痰气咳嗽。韭菜生散血而熟补中，多则神昏目暗；葱叶治伤而根发汗，过则血动气壅。獐肉祛风壮力，而瘘者损人；狐肉补虚暖中，其头则勿食。骡肉损人，孕妇尤忌；白鳝暖胃，冷泻偏宜。鱼鲙发奇病而难消，鲢鱼动风热而生疥。龟肉止血除风，更疗久嗽；鲩鱼和中温胃，亦发诸疮。蛏肠生冷痢而治损虚，淡菜疗崩中而消瘿气。林檎果发疮疖冷痰，胡萝卜利肠胃胸膈。

平性为一例

猪血治嘈杂有虫，尾血能医中恶；猪心主惊痫恍惚，心血更起痘疮。狗獾疗疳积，益气补中；猪獾益瘦人，宽膨止痢。鲤鱼利水道有功，过食亦令发热；青鱼除湿痹最效，其胆更去目翳。动风疮而发霍乱，鹅肉非良；解丹毒而治风痹，雁肉甚美。

菱角鲜冷干平，多则生蛲虫而损阳道；鸡豆涩精理带，过则动风冷而难克化。治金疮止血痢，牛血之用偏多；解诸毒下死胎，羊血之功最大。刀豆下气而止呃逆，水蕲除热而治崩中。鲫鱼发疳动疾，取油涂汤火之伤；勒鱼开胃和中，作鲞尤调脾之味。丝瓜发痘疮，血壅热者宜也；葫芦治黄肿，脚气虚胀者忌之。乌鸦煅过，可疗急风；鸽肉食多，能减药力。

白果益气发胀，足供白浊虱虫之用；枇杷止吐润脏，亦有伤脾发热之嫌。解渴收痔，泥鳅反有奇功；发病动风，鲟蝗切宜少食。赤豆逐津液而治产难，久则肌枯肤燥；黑豆解百毒而除水胀，能令血活风消。白鱼开胃消水，惜生痰而发疮；石首止痢厚肠，鲵治淋而解毒。蚕豆利脏腑，误吞针而可下；豇豆补肾水，鼠莽毒以能消。

木耳发风动疾，桑槐生者差良；香蕈破血治风，枫桐产者尤美。鱼鳔疗折伤而出肉刺，鱼鲊损脾胃而发疥疮。榧子止浊疗嗽，杀虫膨有良功；龙眼长智安神，补心脾为上品。龟肉虚损湿邪者堪食，鳖肉癥瘕冷疾者非宜。调中补胃，榛子之甘平；衄血口干，荔枝之酸热。鸡肉催乳安神，肠治浊而肾治癯；鸡子动风短气，白性寒而黄性温。梅子损齿蚀脾，大枣助疳滋湿。

鲳鱼益气力，令人肥健；鲈鱼发痘疹，却可安胎。豌豆补脾泽面，惟气病其勿尝；索粉解毒通经，但胶粘而寒胃。银鱼宽中健胃，鳗鱼杀虫去风。芋艿困脾而滞气，粳医蛛蜘蜂虿之伤；百合止嗽而固金，即理伤寒百合之病。鲜藕散血而兼理折伤，除烦止热；莲子补脾而更入心肾，开胃厚肠。灰藋杀虫，擦癣而疗风；蔗浆解渴，和中而醒酒。

诸物有毒、解诸物毒合为一例

果忽异常，根下必藏毒物；核如未脱，仁双并可伤人。或果落地而虫嗛，或瓜沉水而双蒂。指六、翼四、距四、足三，皆禽中之最毒；角独、尾歧、肝青、足赤，悉兽肉之非良。飞者死而目闭足蜷，走者死而口张首北。死疔死箭，异色异形，下咽便能陨命；鸟白首玄，鸟玄首白，举七即尔腐肠。心损心而肝损肝，脑滑精液血败血。或死缘疮疫；或身戴龙形；或心肝有孔，而着草欲飞；或落水不浮，而久烹不烂。是皆发毒生痈，保生当戒。

至若脯沾屋漏，犬有悬蹄，牛羊身黑而白头，盐醋久腌而不变。黑斑昂首，四目无腮，鳗中之刀刃；独目腹文，头伸足赤，鳖类之砒鸩。肉中若有米星，日晒久难干燥。夜焰身浮水面者，其鳝绝从蛇化；腹毛独目足斑者，此蟹必令人亡。烹既烂而水如初，杀已久而血不断，经宵方煮，着尘不沾，猘犬马肝，馁鱼败肉，尤宜慎之，庶免伤残。

若夫毒性设伤，良方宜急。豆豉头垢，能消六畜之几危；大豆盐汤，可治箭伤之肉毒。杏仁縻狗，甘草化羊。牛马生疔，甘菊、泽兰根服解；过伤诸肉，芫荽、生韭汁尝消。人乳制独肝之牛，羊骨化马肝之毒。螃蟹遇蒜汁、紫苏而害弭；河豚得橄榄、荆芥而毒消。马肉病者，美酒芦根；猪肉病者，朴硝韭汁。索粉伤，还须杏核；鲜菌毒，必饮地浆。此特大端，尚便缕举。

卷　下

木　部

黄柏

　　苦寒，沉而下降，为足少阴、足太阳引经之剂。肃清龙雷之火，滋濡肾水之枯，疏小便癃结，祛下焦湿肿。凡目赤耳鸣，口疮消渴，血痢吐衄，肠风，腰膝痿软者，咸资其用。东垣云：小便不通而渴者，热在上焦气分，肺热则不能生水，法当淡渗，猪苓、泽泻之类。小便不通而不渴者，热在下焦血分，无阴则阳无以化，法当滋阴，黄柏、知母是也。愚谓黄柏制下焦命门阴中之火，知母滋上焦肺金生水之源。盖邪火焰明则真阴消涸，真阴消涸则邪火益烈，取知柏之苦寒以抑南扶北，诚如久旱甘霖，然火旺胃强者当之，乃称合剂。倘中气已残，则邪火虽亢，命曰虚炎。从事弗衰，将有寒中之变，非与甘温则大热不除。近世殊昧斯旨，而夭枉者不可胜数矣。

厚朴

　　苦温，体重而降，脾胃药也。温中下气，是其本功。凡健脾实胀，消痰止吐，消食止痛，厚朴利水，皆温中之力也。能泻胃实，故平胃散取之。寒胀必需，乃结者散之之义。然行气峻猛，虚者勿多与也。东垣云：苦能下气，故泻实满；温能益气，故散湿满。质厚色紫者佳，去粗皮，姜汁浸炒。

杜仲

辛温，入肾、肝气分之剂。补肾，则精充而骨髓坚强；益肝，则筋壮而屈伸利用，故腰膝酸疼，脊中挛痛者需之。湿痒，小便余沥，皆补力之驯致者也。酥炙，或咸酒炒，去粗皮。

樗白皮

苦而微温。专以固摄为用，故泻痢肠风，遗浊崩带者，并主之。然必病久而滑，始为相宜，若新病早服，强勉固涩，必变他症而成痼疾矣。时珍曰：血分受病不足者，宜用椿皮；气分受病有郁者，宜用樗皮。凡用锉去粗皮，生用则能通利，醋炙即能固涩。

干漆

辛温，降而行血，毒而杀虫，二者已罄其功能。若祛风止痛，除嗽理传尸，正行血杀虫之效也。性急多毒，弗得过用。凡畏漆者，嚼椒涂口鼻，免生漆疮，如杉木、如紫苏、如蟹，患漆疮者，皆可煎汤浴之。炒令烟尽，存性取。

金铃子

即楝实。味苦性寒。导小肠膀胱之气，因引心包络相火下行，故疗心及下部疝气腹痛，杀虫利水也。川产者良，酒润去核焙。楝根白皮，有杀虫治疮之功。又即川楝子。

槐子

苦寒，纯阴，肝经气分药也。主清热去湿，故可疗痔杀虫，明目固齿，肠风阴疮，吐衄崩带。

皂荚

辛温，肺、胃与厥阴气分之剂。通关节，利九窍，破坚积，搜风逐痰，辟邪，杀虫堕胎。其味辛散，其性燥烈。吹喉鼻，则通上窍；导二阴，则通下窍；入肠胃，则理风湿痰喘，消肿杀虫；涂肌肤，则清风去痒，除毒消痈。治急喉痹、缠喉风，用大皂荚四十挺切，水三斗，浸一夜，煎至斗半，入人参末五钱，甘草末一两，煎至五升，去渣入无灰酒一升，釜煤二七煎如饴，入瓶封埋地中一夜。每温酒下一匙，或扫入喉内，取恶涎尽为度，后含甘草片。中风涎潮昏闷，宜稀涎散。大皂荚末一两，明矾五钱，每服五分，水调灌，不大吐，只微微涎出。核，治大肠燥结，瘰疬肿毒。刺，能治痈，未成能消，已成即溃，直达疮所，甚验。又治疠风杀虫，颇著神功。

诃子

酸苦涩温，肺与大肠之药也。酸涩能固肠止泻，苦温可下气宽中。止嗽化痰，亦下气之力；肠风止血乃固肠之功。生用则能清金行气，煨用则能暖胃固肠。波斯国大鱼放涎，水中凝滑般不能通，投诃子汤，寻化为水，则化痰可知。面裹煨透去核。

水杨

苦平。主久痢赤白，痈肿痘毒。魏直云：痘疮顶陷，浆滞不行，或风寒所阻，以水杨枝叶五斤，流水一大釜，煎汤温浴之。如冷添汤，良久累起有晕丝者，浆行也。未满再浴，虚者只浴头面手足，初出及痒塌者勿浴。如黄钟一鼓而蛰虫启户，东风一吹而坚冰解冻，诚有燮理之妙也。

芜荑

辛温。杀虫消积，主痔瘘，恶疮疥癣。

苏木

甘辛微酸，三阴经血分药也。发散表里风邪，疏通稽留恶血。风与血皆用所主，大都入肝居多。少用则和血，多用则破血。

棕榈皮

性涩。止吐血衄血，肠风下痢，崩中带下。盖涩可去脱，宜于久病，不宜于新病。炒极黑，存性。

巴豆

辛热，祛脏腑停寒，破坚积痰癖，开通闭塞，疏利水谷，破血排脓，杀虫辟鬼。巴豆禀阳刚雄猛之性，有斩关夺门之功，气血未衰，积邪坚固者，诚有神功。老羸衰弱之人，轻妄投之，祸不旋踵。巴豆、大黄同为攻下之剂，但大黄性冷，腑病多热者宜之；巴豆性热，脏病多寒者宜之。故仲景治伤寒传里恶热者，多用大黄；东垣治五积属脏者，多用巴豆。世俗未闻此义，往往以大黄为王道之药，以巴豆为劫霸之品，不亦谬乎！若急治为水谷道路之剂，去皮心膜油，生用。缓治为消坚磨积之药，炒令紫黑用。炒至烟将尽，可以止泻，可以通肠。用之合宜，效如桴鼓，此千古之秘，人所不知。纸包压去油者，名之巴霜。巴豆壳，烧灰存性，能止泻痢。

桑白皮

甘辛，西方之品也。泻肺气而痰水喘嗽皆除，长于利水，乃肺金实则泻其子也。古称补气者，非若参芪之正补，乃泻邪所以补正也。昧者信为补剂，而肺虚者亦用之，大失桑皮之面目矣。刮去皮，蜜水炒。子名桑椹，安神止渴，利水消肿。

楮实

甘平。益肾助阳，疗肿去水，能软骨治哽。

枳壳

苦辛，微寒。疏泄肺与大肠之气，故能逐水消痰，化食宽胀，定呕止泻，散痞止痛。小者名枳实，功力稍紧。夫枳壳、枳实气味不异，功用相同。古云枳壳主高主气，枳实主下主血，然仲景治上焦胸痹痞满，多用枳实，古方治下焦痢痔肠结，多用枳壳。由是则枳实不独治下，而枳壳不独治高也。盖自飞门以至魄门，皆肺主之，三焦相通，一气而已，则二物皆主利气，又何必分耶？去瓤，麸炒。

栀子

苦寒，肺经药也。轻飘上浮，所以泻肺中之火。金宫不被火扰，则治节之令自能通调水道，下输膀胱。故丹溪云：能屈曲下行，降火从小便泄去也。寇氏曰：仲景治汗吐下后，虚烦不眠，用栀子豉汤。亡血亡津，脏腑失养，内生虚热，非此不除也。仲景多用栀子、茵陈，取其利小便而蠲湿热也。古方治心痛，每用栀子，此为火气上逆，不得下降者设也。今人泥丹溪之说，不分寒热，通用栀子，虚寒者何以堪之。炒透用。

酸枣仁

味酸，性收，故其主疗多在肝胆二经。肝虚则阴伤而烦心不卧，肝藏魂，卧则魂归于肝，肝不能藏魂，故目不得瞑。枣仁酸味归肝，肝得养，故熟寐也。其寒热结气，酸痛湿痹，脐下痛，烦渴虚汗，何以非东方之症，而有不疗者乎？世俗不知其用，误以为心家之药，非其性矣。

山茱萸

味酸，微温，肝肾之药也。暖腰膝，兴阳道，固精髓，缩便溺，益耳目，壮筋骨，止目水。盖肾气受益，则封藏有度；肝阴得养，则疏泄无虞。味酸本属东方，而功力多在北方者，乙癸同源也。汤润去核，核能滑精，切勿误用。

金樱子

酸涩而平，是以固精止泻，职有专司。当其半黄之时，正属采收之候，若至红熟则味已纯甘，全无涩味，安在其收摄之功哉？丹溪云：经络隧道，以宣畅为和平。而昧者资其涩性，以取快欲，必致他疾。自不作靖，咎将谁执？去核并白毛净。

郁李仁

甘苦而润。其性主降，故能下气利水，破血润肠。拌面作饼，微炙使黄，勿令太熟，空腹食之，当得快利，未利再进，以利为度。如利不止，以醋饭止之。忌食酪及牛、马肉，神验。但须斟酌虚实，勿得浪施也。汤浸，去皮尖及双仁者，研如膏。

女贞

实苦平。补肾养神，黑发明目。冬青，乃少阴之精，遇冬月寒水之令，而青翠不改，则其补肾之功，从可推矣。酒浸，蒸晒。

五加皮

辛温，入肝肾两经。肾得其养则妄水去而骨壮，故能主阴痿脊疼、腰痛脚软诸症。肝得其养则邪风去而筋强，故能理血瘀拘挛、疝气痛痹等症。《仙经》赞其返老还童，虽誉词多溢，然五加造酒，久久服之，添精益血，搜风化痰，强筋壮骨，卓有奇功。且其气与酒相宜，酒得之，其味转佳也。

枸杞子

辛甘气平，肾经药也。补肾益精，水旺则骨强，而消渴目昏、腰疼膝痛无不愈矣。弘景云：离家千里，勿食枸杞。甚言其补精强阴之功也。

按：枸杞平而不热，有补水制火之能，与地黄同功，而除蒸者未尝用之，惜哉！

地骨皮

即枸杞根也。苦而微寒，主治皆在肾肝。夫肾水不足则火旺，而为骨蒸烦渴、吐血虚汗。肝木不宁，则风淫而为肌痹、头风及骨槽风。惟地骨皮滋水养木，故两经之症，悉赖以治。洗净沙土。

蔓荆子

辛而微温，足太阳经药也。主太阳头风，顶痛，目痛翳泪，亦能固齿。去白膜，酒炒，打碎。

山茶花

止血衄，肠风。取红者为末，童便调服。

密蒙花

甘寒。主目痛，赤膜多泪，羞明障翳。酒蜜拌，微炒。

侧柏叶

苦辛微温。主吐血衄血，痢血肠风，崩带湿痹，冷风历节病。炙罨冻疮，汁涂黑发。丹溪曰：柏属阴善守。故采其叶者，随月建方，取之得月令之旺气，为补阴之要药，其性温燥，大益脾土，以滋其肺。时珍曰：柏性后凋，禀坚凝贞静之质，乃多寿之木。故道家以之点汤代茶，元旦以之浸酒辟邪。麝食之而体香，毛女食之而身轻，亦其证验矣。

柏子仁

甘平，心肾药也。益气养血，清心安神，补肾助阳，去湿润燥，辟邪益智，久饵^①颜色美泽，耳目聪明。时珍曰：柏子甘平，不寒不燥，甘而能补，辛而能润，其气清香，能透心肾，益脾胃，仙家上品药也。《烈仙传》云：赤松子久食柏实，齿落更生，行及奔马。非虚语也。炒去衣，研细。

松香

苦甘平，主一切疮疡，除热祛风，排脓化毒，生肌止痛，杀虫疗疮。弘景云：松、柏皆有脂，凌冬不凋，理为佳物。时珍曰：脂乃英华，在土不朽，流膏日久，变为琥珀，宜其可以辟谷延龄。大釜加水，白茅衬甑，又加黄沙寸许，布松脂于上，炊以桑薪，汤减频添热水。候松脂尽入釜中，取出，投于冷水，既凝又蒸，如此三过，乃佳。服之，通神明，去百病。

松节

搜风舒筋，燥血中之湿。

---

① 饵：原作"无"，据锦章书局本改。

松子仁

益肺止嗽，补气养血，润肠止渴，温中搜风，润皮肤，肥[1]五脏。阴虚多燥者，珍为神药。

肉桂

甘辛性热，入脾肾二经。益火消阴，温中健胃，定吐止泻，破秘堕胎，坚骨强筋。桂心，主风寒痛痹，心腹冷疼，破血结，疬癖癥瘕，膈噎胀满，内托痈痘，引血化脓。桂枝，主伤风头痛，调营散邪，去皮肤风湿，手臂痛。在下近根者为厚桂，亦名肉桂；在中者为桂心；在上枝条为桂枝，亦名薄桂，亦名柳桂。好古云：或问仲景治伤寒当汗者，皆用桂枝汤。又云：无汗不得用桂枝，甘草汤一药二用，其义何也？曰：仲景云：太阳中风，阴弱者，汗自出，卫实营虚，故发热汗出。又云：太阳病，发热汗出者，此为营弱卫强，阴虚阳凑之故。皆用桂枝发汗，此调其营气，则卫气自和，风邪无所容，遂从汗解，非桂枝能开腠发汗也。汗多用桂枝者，以之调和营卫，则邪从汗去而汗自止，非桂枝能止汗也。昧者不知其意，遇伤寒无汗者亦用桂枝，误之甚矣。桂枝汤下发汗"发"字，当作"出"字，汗自然出，非若麻黄能开腠出其汗也。《医余录》云：有人患赤眼肿痛，脾虚不能食，用凉药治肝则脾愈虚，用暖药治脾则目愈痛。但于温平药中倍加肉桂，制肝益脾，而一治两得之。故

---

[1]　肥：原作"把"，据锦章书局本改。

曰：木得桂而枯是也。用三种桂，忌见火，刮去粗皮。

辛夷

辛温。温中解肌，通关利窍。凡鼻渊鼻鼽、鼻塞鼻疮，并研末，入麝，葱白蘸入，甚良。时珍曰：鼻通于天。天者，头也，肺也。肺开窍于鼻，而胃脉环鼻而上行。脑为元神之府，而鼻为命门之窍。中气不足，清阳不升，则头为之倾，九窍为之不利。辛夷辛温走气而入肺，其体浮，能助胃中清阳之气上通于天，故能温中，治头目鼻之病。轩岐之后，达此理者，东垣一人而已。刷去毛，微焙。

沉香

辛而微温，脾肾之剂也。调中和气，温暖命门。凡胀闷霍乱，癥癖积聚，中恶鬼邪，大肠虚闭，小便气淋，男子精冷，女人阴寒，及痰涎血出于脾者，并为要药。

按：沉香温而不燥，行而不泄，扶脾而运行不倦，达肾而导火归元，有降气之功，无破气之害，洵为良品。磨细澄粉，忌火。

丁香

辛温，温胃进食，止呕定泻，理肾气奔豚，救痘疮灰白。

按：丁香温中健胃，大有神功。须于丸剂中，同润药用乃佳。独用、多用，易于僭上损肺伤目。去丁盖乳子，勿见火。

檀香

辛温，脾肺药也。温中下气，理噎膈吐食，消风热肿毒，引胃气上升以进饮食。东垣云：白檀调气，引芳香之物上至极高之分。最宜橙、橘之属，佐以姜、枣、葛根、缩砂、豆蔻，通行阳明经，在胸膈之上，咽嗌之间，为理气要剂。入汤泡，勿煎，入丸锉磨用。

降真香

内服能行血破滞，外涂可止血定痛。焚之祛邪，佩之辟鬼。

按：沉香色黑，故走北方而理肾；檀香色黄，故走中央而扶脾；降香色赤，故走南方而理血。此物理之确然昭著者。

乌药

辛温。理七情郁结，气血凝停，霍乱吐泻，痰食稽留，肿胀喘急，脚气疝气，止小便频，去腹中虫。大抵辛温香窜，为散气神药，故百病咸宜。虽猫犬之疴，无不治疗，但性司专泄，与藜藿者相宜，锦衣玉食之人，鲜不蒙其害者。惟与参、术同行，庶几无弊。酒浸一宿炒。

乳香

辛而微温。以活血和气为功，故能定诸经之痛。内消肿毒，托里护心，生肌去腐，散风舒筋，止痢催生。一名熏陆香。以酒研如泥，水飞晒干，又同灯心研则易细。

没药

苦平，破血攻瘀，止痛消肿，生肌明目。乳香活血，没药散血，故止痛生肌约略相同，外科每每相兼而用。修治与乳香同。

血竭

甘盐，厥阴药也。行血止痛，能收合疮口。性急，不可多使，却引脓。味盐走血，色赤象血，厥阴为藏血之脏，故独入焉。乳香、没药虽主血分，而兼入气分，此则专入于血分者也。研细，待众药磨完，然后入之。若同众药捣，则化作飞尘也。

安息香

辛苦，性平。主心腹恶气结聚，虫毒霍乱，鬼邪传尸。从安息国来，不宜于焚而能发众香，故人取以和香，乃辟邪去恶之圣药。酒煮研。

苏合香

甘温。芳香气窜，通达诸窍，流行百骸，故其主治辟邪杀鬼，截疟通神。

冰片

辛苦，微温。通诸窍，散郁火，利耳目。主喉痹脑痛，鼻瘜牙疼，伤寒舌出，小儿痘陷。东垣曰：龙脑入骨，凡风病在骨髓者宜之。若风在血脉肌肉，辄用脑、麝，反引风入骨，若油若面，莫之能出。时珍云：古方皆言龙脑辛凉入心，故目疾、惊风及痘疮心热、血瘀倒靥者，用猪血入心，使毒散于外，则痘发。此似是而非也。目与惊及痘，皆火病也。火郁则发之，从治之法，辛主发散故也。使壅塞通利，经络调达，而惊热自平，疮毒能出。用猪心血引龙脑入心，非龙脑能入心也。

廖莹中[①]：热酒服龙脑，九窍流血而死，非龙脑有毒，乃热酒引其辛香，气血沸乱而致也。

樟脑

辛热。纯阳，故长于去湿杀虫，宣通关窍。

阿魏

辛温。破结块，杀细虫，消肉积，辟鬼，截疟止痢，解毒止臭。

谭远：久疟，用阿魏、朱砂各一两，研匀，米糊丸，皂子大。空心人参汤化服一丸，即愈。如痢疾，以黄连、木香汤下。盖疟

---

① 廖莹中：廖莹中（？—1275），字群玉，号药洲。邵武（今属福建）人。南宋刻书家、藏书家。

痢多起于积滞故耳。

芦荟

苦寒。厥阴药也。其用专主泻肝涤热，故能杀虫，明目，疗癣，虫齿，小儿惊痫，痔症。

胡桐泪

咸苦而寒。车师国胡桐树脂也。除瘰疬，清咽喉，固牙齿。味咸入骨，性寒涤热，故主治如上。

菜　部

韭

味辛温。温中下气，补虚益阳，固精止痢，除噎散结。主唾血、吐血、衄血、尿血，女人经脉逆行，打扑损伤。生捣汁服，散胃脘瘀血，理胸痹刺痛。《素问》言心病宜食韭，《本草》言其归肾，文虽异而理则相贯。盖心乃肝之子，肾乃肝之母，母能令子实，虚则补其母也。韭子补肝肾，暖腰膝，主男子精滑溺频，女人白淫、白带。曝干，去黑皮，炒。

葱白

辛温，入手太阴、足阳明经。专主发散，以通上下阳气，故伤寒头痛用之。少阴下利清谷，里寒外热，厥逆脉微，白通汤主之，亦有葱白。俱寒者，四逆汤加葱白。成注曰：肾恶燥，急食辛以润之。葱白辛温以通阳气也。阴症厥逆唇青，用葱白一束，去根及青叶，留白约二寸，烘热，安脐上以熨斗熨之，葱烂则易，热气透入，服四逆汤即瘥。葱同蜜食，能杀人。

大蒜

辛温。健脾下气，消谷化肉，破结杀鬼。捣烂同路上热土，新汲水服，能救中暑。捣汁饮，主吐血心病。同黄丹丸，止疟痢。捣涂脐，消下焦水，利二便。贴足心，引火下行，止吐衄。纳肛，通幽门，治关格。隔蒜片灸一切毒。辛能散气，热能助火，久食多食，伤肺损目，昏神伐性。患疟癖者，每日取三颗，截却两头吞之，名曰内灸，必效。

白芥子

辛热，入手太阴与足阳明。温中散寒，豁痰利窍，止心腹痛，散痈肿瘀血。多食则昏目动火，泄气伤精。丹溪曰：痰在胁下及皮里膜外，非白芥子莫能达。虚人痰嗽，白芥子同苏子、卜子煎好入蜜，与姜汁各一匙，殊妙。

萝卜

辛甘。下气消食，和中化痰，解醒散血，大治吞酸。捣汁服，治吐衄血，消渴；涂汤火跌打伤；解面毒。杨亿①云：种芋②三十亩，省米三十斛；种卜三十亩，益米三十斛。则萝卜果能消食也。服地黄、何首乌忌食萝卜，食则令人髭发白。有人被贼火熏垂死，以萝卜菜生嚼汁，咽即苏。子能定喘消痰，消食除胀，利大小便，消痈肿毒。生用能升，熟用能降。

生姜

性温味辛，肺脾药也。益脾肺，散风寒，通神明，去秽恶，止呕吐，化痰涎，除烦闷，去水气，消胀满，定腹痛，杀长虫，消宿食，理冷痢，通血闭。生用发散，熟用和中。要热则去皮，要冷则留皮。秋多食姜，至春患眼；痈疽食姜，则生恶肉；孕妇食姜，令子多指。孙真人云：姜为呕家圣药，呕乃气逆不散，姜则辛以散之也。夜勿食姜者，夜令主阖，姜性主辟也。秋勿食姜者，秋令主收，而姜性主散也。早行含一块，不犯雾露清湿之气，山岚不正之邪。凡中风、中暑、中气、中毒、中恶、霍乱一切卒暴之病，姜汁与童便同服，立效。姜能开痰下气，童便降火也。姜皮性凉，和脾胃，消水肿，除胀满，去目翳。

干姜

乃江西所造，水浸三日，去皮浸六日，更刮去皮，晒干，置瓷缸中酿三日始成。辛热之性，肺脾药也。温中下气，止呕

---

① 杨亿：杨亿（974—1020），字大年，建州浦城（今属福建浦城县）人。北宋文学家，"西昆体"诗歌主要作家。
② 芋：原作"异"，据锦章书局本改。

消痰，破瘀生新，搜寒攻湿，尽有生姜之功而力量更雄也。生则逐寒邪而发表，炮则除胃冷而守中。多用则耗散元气，盖辛以散之，壮火食气也，须以生甘草缓之。服干姜者多僭上，不可不知。引血药入血分，引气药入气分，去瘀养新，有阳生阴长之能，故吐衄血及肠风下血、血虚失血者，并宜炮黑。乃热因热用，从治之法也。

胡荽

辛平。消谷进食，通心发痘，利大小肠，通小腹气，拔四肢热，解鱼肉毒，辟邪鬼气。

茴香

辛温。暖下焦，逐膀胱胃间冷气，调中进食，疗诸疝腹痛，吐泻胃寒。形如麦粒，为小茴香。性温，宜入食料中。形如柏实裂成八瓣者，为大茴香。性热损目，不多用。微炒。

山药

甘平，脾肺药也。补脾肺，益肾阴，养心神，除烦① 热，止遗泄，固肠胃。生捣贴肿毒，能消散。山药色白归肺，味甘归脾。其言益肾者，金为水母，金旺则生水也。土为水仇，土安则水不受侮也。炒黄用。

① 烦：原作"类"，据锦章书局本改。

百合

甘平。温肺止嗽，补中益气，利大小便，安和心胆，止涕泪，主百合病，辟邪鬼魅。

冬葵子

甘寒。入小肠、膀胱二经。主滑胎。产通生者，得之即顺；胎死者，得之即下。疗热淋，通乳汁，堪溃痈疽。

白冬瓜

甘寒，入脾胃大小肠四经。主胸前烦闷作渴，脐下水胀成淋，通二便。解热毒，可贴痈疽，又解丹石鱼毒。丹溪曰：久病与阴虚者忌之。未被霜者，食之成反胃病。

果　部

杏仁

辛苦，微温，手太阴药也。润肺燥，除风热，定咳嗽，散滞气，消食积，润大肠，杀狗毒，烂索粉积。辛能横行而散，苦能直行而降，遂为要剂。汤泡，去皮尖，炒黄研碎。风寒肺病药中连皮尖用，取其发散。双仁者有毒，不宜用。巴达杏仁，味甘美，止嗽下气，润肠化痰，力稍薄。

乌梅

酸涩。主敛肺涩肠，生津化痰，安蛔清热，截疟止痢，消酒定嗽。白梅即霜梅，主中风牙关紧闭。擦牙龈，涎出即开。止泻治渴，止下血崩带，功仿乌梅。

桃仁

甘辛微温。主血结瘀闭癥瘕，润肠杀虫。苦重于甘，气薄味厚，厥阴血分药也。凡行血连皮尖，生用活血润燥，去皮尖炒用。

大枣

甘平，脾之果也。补脾益气，润肺止嗽，杀附子毒。东垣云：和阴阳，调荣卫，生津液。仲景治奔豚用大枣者，滋脾土以平肾气也。治水饮胁痛有十枣汤，益脾土而胜妄水也。枣能调脏腑，和百药，为切要佳品。若多食损齿生虫。好古云：中满者勿食甘，甘多令人满。故仲景建中汤心下痞者，去饴、枣，与甘草同例。蛀枣，止痢；红枣，主治相同，功力稍缓，止泻药用以作丸。

梨

味甘寒。润肺凉心，消痰降火，止嗽除渴。生者清六腑之热，熟者滋五脏之阴。梨者利也，流利下行之谓也。多食令人寒中发泻，脾虚者尤禁。

木瓜

酸温，肝脾药也。强筋舒筋，主脚气，霍乱，转筋。收摄脾土，去湿热，止吐泻，化痰食，理水胀。木瓜专主筋病，然皆脾病，非肝病也。肝虽主筋，而转筋则由湿热或寒湿之邪袭伤脾，故转筋必起于足腓，腓及宗筋皆属阳明。木瓜治转筋，非益筋也，理脾以伐肝也。孟诜云：多食木瓜，损齿及骨。皆伐肝之明验。陶弘景云：转筋时，但呼木瓜名及书上作木瓜字，皆验。此理亦不可解。

山楂

酸温。消油腻血肉之积，化血瘀癥癖之疴，驱小儿乳食停留，疗女人儿枕作痛，理偏坠疝气，发痘疹不快。

按：山楂味中和，消油垢之积，故幼科用之最宜。若伤寒为重症，仲景于宿滞不化者，但用大、小承气，一百一十三方中并不用山楂，以其性缓，不可为肩弘任大之品。煮老鸡肉硬，入山楂数粒即烂，则其消肉积之功可推矣。核有功力，不可去也。

石榴皮

止下痢泄精，肠风崩带。性极酸涩，善于收摄，初病者忌用。不拘干湿，勿犯铁器。浆水浸一夜，取出用，其水如墨汁。

陈皮　青皮

苦辛而温，入太阴经。健脾开胃，下气消痰，消谷进食，定呕止泻。能补能消，能散能降，调中理气，功在诸药之上。辛宜于肺，香利于脾，肺为摄气之籥，脾为元气之母，陈皮理气，故为二经要药。同补药即补，同泻药则泻，同升药则升，同降药则降，故利用最弘。去白者理肺气，留白者和胃气。筋膜及蒂并去之，芳草之品，不见火，则力全也。小者为青皮。功用悉同，但性较猛耳。青皮，如人当年少英烈之气方刚；陈皮，如年至老成则躁急之性已化。青皮入肝者以其色也，究竟主肺脾之症居多。疟脉自弦，肝风之祟。青皮入肝散邪，入脾涤痰，故疟家为必需之品。橘肉，甘者润肺，酸者聚痰。核疏疝气，叶散乳痛。

枇杷叶

苦辛平，肺胃药也。清肺则降火而除痰嗽，和胃则宽中而止呕哕。胃病以姜汁涂炙，肺病以蜜水涂炙。肥厚而大者良。刷去毛净，不尔令人咳。

白果

即银杏。甘平。熟食温肺益气，定喘嗽，缩小便，止白浊，除白带；生食降痰消毒杀虫。嚼浆涂面，去皯疱及疥癣、疳蜃、阴虫。

胡桃

甘温。入肺止嗽，养血润肠，利三焦气，益命门火。时珍曰：夫三焦者，元气之别使；命门者，三焦之本原。盖一原一委也。命门指所居之腑而名，为藏精系胞之处。三焦指所治之部而名，为出纳熟腐之司。命门在七节之旁，两肾之间，下通二肾，上通心肺，贯属于脑。为生命之原，相火之主，精气之府。《灵枢》已著其厚薄缓急之状，而《难经》不知原委之分，以右肾为命门，谓三焦有名无状。高阳谬诀，承其讹说，以误后人。至朱肱、陈言、戴起宗始辟之，而知者尚少。胡桃仁颇类其状，故入北方，通命门，和三焦，为肾命之药。夫命门与肾相通，藏精血而恶燥。若肾命不燥，精气则充，则饮食自健，肠腑润而血脉通。命门既通，三焦自利，故上通于肺而止虚寒喘嗽，下通于肾而止腰脚虚疼，内而腹痛可已，外而疮毒可散，其利溥哉。

龙眼

甘温。养心益智，开胃益脾，润肺止咳。

橄榄

涩而甘平。生津止渴，清咽止咳，开胃下气，止泻固精，解一切鱼毒及酒毒。

榧子

消谷进食，杀虫化积，止嗽助阳，疗痔止浊。

槟榔

苦辛微温。下气消胀，逐水除痰，杀虫治痢，消食破积，止疟疗疝，脚气瘴疠。

按：槟榔泻至高之气，能坠诸药达于下极，故治痢家后重如神。闽广多瘴疠，嗜之以为上珍。苟无瘴而食之，宁无损正之忧乎？去心者刮去脐皮，见火无功。

大腹皮

辛温。主水气浮肿，脚气壅逆，胎气恶阻。大腹子与槟榔同功。大腹树多集鸩鸟，用其皮者，豆汁洗净。

川椒

辛热。通三焦，补命门，散寒除湿，解郁消食，理痹止泻，壮腰膝，缩溺频，除寒嗽，消水肿，祛痰饮，破癥结，伏蛔虫。

按：椒性下达命门，益下不上冲，盖导火归元也。味辛应西方之气，故入肺而奏止嗽下气之功。性温禀南方之气，故入肾而奏扶阳益火之效。乃玉衡星之精，善辟疫伏邪，此岁旦有椒柏酒也。凡空心朝起，以沸汤送生椒二十颗，有治热治寒之妙，有消食散冷之奇，久服则永不受风寒湿，大能温补下焦，亦神异之品也。邵武府张伯安，腰痛痰喘，足冷如水，面赤如丹，六脉洪大，按之则软，服八味无功。用椒红茯苓蜜丸，咸汤下，服二十日而安。去核及闭口者，微炒使出汗，捣去黄壳，取红用。椒核利小便，治水肿痰饮，耳聋盗汗。

吴茱萸

辛热，脾、肝、肾三阴经药也。温中下气，开郁止痛，逐风除湿，定吐止泻，理关格中满，脚气疝瘕，制肝燥脾。

按：川椒善下，茱萸善上，有食茱萸者，有冲膈、冲眼、脱发、咽痛、动火发疮之害。咸汤浸去烈汁，焙干用。陈久者良，闭口者有毒。

茗

苦甘微寒。下气消食，清头目，醒睡眠，解炙煿毒、酒毒，消暑，同姜治痢。

按：茗得天地清阳之气，故善理头风，肃清上膈，使中气宽舒，神情爽快，此惟洞山上品，方获斯功。至如各样杂茶，性味恶劣，久饮不休，必使中土蒙寒，元精暗耗。轻则黄疸减食，甚则呕泄痞肿，无病不集，害可胜哉！《茶序》云：消停释滞，一日之利暂佳；瘠气侵精，终身之累斯大。东坡云：除烦去腻，不可无茶，然空心饮茶，直入肾经，且寒脾胃，乃引贼入室也。

甜瓜蒂

苦寒。伤寒病在上焦，懊恼，逆气冲喉不得息，膈上有痰食水气，同豆豉煮糜去滓，服之取吐。瓜蒂吐法，《素问》所谓"在上者，因而越之"也。若尺脉虚者，不敢用此法。凡虚弱人均宜戒之。

西瓜

甘寒。解暑消烦，止渴利水。西瓜性冷，世俗取一时之快，忘肠胃之忧，古人有天生白虎之号，稔其寒也。不明者，妄云不伤脾胃，误矣。

藕

味甘平。生者散血清热，解渴除烦；熟者补中开胃，消食和中。捣绞汁澄粉，乃其精华也，安神开胃，喜悦忘忧。

莲子

甘平。补中，养神清心，固精止泻，除崩带赤白浊，安靖上下君相火邪，使心肾交而成既济之功。

莲须

甘涩。清心止血，通肾固精，男子肾泄，女子崩带。

荷叶

开胃消食，止血固精。叶蒂安胎。东垣云：洁古先生口授枳术丸方，用荷叶烧饭为丸。夫震者，动也，人感之生足少阳甲胆之气，与三焦之气，同为发生。《素问》云：履端于始，序则不愆。荷叶生于水土之中，其色青，其形仰，其中空，象震卦之体。食与药感此气之化，胃气何由不升乎？是以烧饭和药与白术协力补脾，不致内伤，其利广矣。

芡实

甘而微涩。补中助气，益肾固精。古方芡实与莲子对，配金樱膏和丸，固精神剂。芡本无大益，而比之曰水硫黄，何也？食芡者必枚啮而咀嚼之，使华池津液流通，转相灌溉，其功胜于乳石也。

干柿

甘寒而涩。止胃热口干，润心肺消痰，治血淋便血。霜治咽喉口舌之疮，蒂疗咳逆哕气。

香橼

苦酸辛温。理上焦之气，止呕逆，进食健脾。

按：香橼性中和，单用多用亦损正气，与参、术同行则无弊也。

荔枝核

甘温而涩。治疝气㿗肿，疗肾阴如斗。

按：荔枝性热，主散无形质之滞气，其核温通行肝肾，其结实必双而核肖睾丸，故治㿗疝卵肿，类象形之意也。卒心痛，以一枚煅存性，研末酒服。痘疮出不快，荔壳煎汤饮。

甘蔗

甘平。和中而下逆气、干呕不息，蔗浆、姜汁同温服。小儿口疳，用皮烧末吹之。

石蜜

甘温。生津解渴，除咳消痰，润心肺燥热，助脾暖肝。

按：石蜜即白沙糖，蔗汁煎曝而成是也。甘入脾，多食则病脾。西北人宜之，东南人少饵。比之紫沙糖、红沙糖，功用相同，若多食损齿一也。

寓木部

茯苓

甘淡而平，入手足太阴、足太阳。补中开胃，利水化痰，安神定悸，生津止泻，止呕逆，除虚热。赤者专主利小便，驱湿热而已。茯苓借松之余气而成，得土气最全，故作中宫上药。《本草》言其利小便，伐肾邪。东垣乃言小便多者得止，涩者通利。丹溪又言阴虚者不宜用，义似相反，何哉？茯苓淡渗上行，生津液，开腠理，滋水之上源而下降，则利小便。洁古谓其属阳浮而升，言其性也。东垣谓其阳中之阴，降而不言其功也。经云：饮食入胃，游溢精气，上输于肺，通调水道，下输膀胱。则知淡渗之药，俱先上升而后下降也。小便多，其源亦异。经云：肺气盛则小便数，虚则小便遗溺。心虚则少气遗溺。下焦虚则遗溺。胞移热于膀胱则遗溺。膀胱不利为癃，不约为遗溺。厥阴病则遗溺。所谓肺盛者，实热也，必气壮脉强，宜茯苓以渗其热，故曰小便多者能止也。若肺虚、心虚、胞热、厥阴病者，皆虚热也，必上热下寒，脉虚而弱，法当用升阳之药，升水降火。膀胱不约，下焦虚者，乃火投于水，水泉不藏，脱阳之症，必肢冷脉迟，法当用温热之药，峻补其下。二症皆非茯苓辈淡渗之药所能治，故曰阴虚者不宜用也。

茯神

主用与茯苓无别。但抱根而生，有依附之义，故魂魄不安不能附体者，乃其专司也。

赤茯苓

但能泻热行水，并不及白茯苓之多功也。

琥珀

甘平。消瘀血，利小肠，通五淋，安魂魄，辟鬼邪，去目翳。丹溪曰：琥珀能燥脾土，脾能运化，则肺气下降，故小便可通。若因血少而小便不利者，反致燥急之苦。

猪苓

甘淡而平，入足太阳。开腠理，利小便，疗痎疟。利小便之剂无如此效，故不入补方也。

雷丸

苦寒。清胃热，杀三虫。《本经》称其利丈夫。《别录》云：久服阴痿。似乎相反，不知利者疏利也，疏利太过则闭藏失职，故阴痿也。

桑寄生

甘平。和血脉，助筋骨，充肌肤，坚齿发，安胎止崩。丹溪云：海外地暖不蚕，桑无采持之苦，则生枝浓，自然生出，何常节间可容他子耶？连桑枝采者乃可用之，伪者损人。忌铁，忌火。

苞木部

竹叶

甘寒。清心热，降肺气，止咳逆，解狂烦。

竹茹

降火止呕，清肌肤热，理吐衄血。疗伤寒劳复，小儿热痫，妇人胎动。

竹沥

主中风痰涌不语，癫狂胸痹。凡痰在经络四肢，及皮里膜外，非此不能达。丹溪曰：世人食笋。自幼至老，未有因其寒而病者。沥即笋之液也，又假火而成，何寒之有？时珍曰：竹沥宜风火燥热之痰。胃虚肠滑者，不可饵也。

天竺黄

甘寒。清心化痰，主中风痰涌失音，小儿惊痫天吊。气性中和，故小儿宜之。

荆沥

甘寒。去心腹之烦热，化经络之风痰，治胸中漾漾欲吐，理头风旋运目眩。

按：荆即今作刑杖之荆也，取新采荆茎，截尺许，架两砖上，中间火炙，两头盛所滴汁，名曰沥。加姜汁二匙，沥一杯，同服。《延年秘录》云：热多用竹沥，寒多用荆沥，并以姜汁助送，则不凝滞。但气虚不能食者用竹沥，气实能食者用荆沥。若胃弱者忌之。

虫　部

蜂蜜

甘平。和营卫，润脏腑，通三焦，理脾胃，解诸毒，和百药，导便结。生能清热，熟则补中。凡炼蜜一斤，入水四两，银石器内文火炼，掠去浮沫，至滴水不散为度。蜡主下痢，贴疮生肌止痛。

五倍子

酸平。敛肺降火，化痰止痢，敛汗解毒，生津液，敛溃疮，收脱肛，掺口疮，止诸血。凡口齿咽喉，眼鼻皮肤，风湿疮癣，皆不可缺。

桑螵蛸

兴阳益精，固遗泄，摄小便。浆浸一日焙。

白僵蚕

惊痫，病风者也。治风化痰，散结行经，所谓因其气相感，而以意使之者也。盖厥阴、阳明之药，故又治诸血病、疟与痔也。咽喉肿痛及喉痹，下咽立效，大能救人。去绵并黑口，炒之。

蚕蛾

益精固精，强阳不倦。雄者入药，炒，足翅去用。

蚕沙

熨风痹及一切关节皮肤。其性温燥，能胜风去湿。麻油浸煮，烂弦风眼，涂之二三次，顿痊。

斑蝥

攻血积，利水道，治疝瘕，解疔毒、猘犬毒、蛊毒、轻粉毒。治瘊堕胎。

按：斑蝥专主走下窍，直至精溺之处，蚀下败物，但痛不可当。虚者大禁。麸炒醋煮。

蝎

主中风，半身不遂，口眼㖞斜，语涩，手足抽掣。小儿惊风尤为要药。专入厥阴，理肝胆家症。去足炒。

水蛭

咸苦而寒。攻一切恶血坚积，腹中有子者禁之，惟最难死，虽火炙为末，得水即活。若水蛭入腹，生子为害，肠痛黄瘦，惟用田泥和水数碗饮之，必尽下。盖蛭在人腹，忽得土气而下耳。或牛羊热血，同猪脂饮之亦下。服蜂蜜亦下。

蟾酥

甘辛，入足阳明、少阴。治发背疔肿，脉络风邪恶血。

蝉蜕

咸甘而寒。开腠理，宣风热，发痘疹，除目翳，出音声，止疮痒，小儿噤风天吊，夜啼惊痫。蝉乃土木余气所化，餐风吸露，其气清虚，故主疗一切风热。止夜啼者，取其昼鸣而夜息也。去泥、足翅，洗洒。

蝼蛄

去水甚捷，但虚人难用。兼主瘰疬骨哽，出肉中刺、箭镞，杵汁滴三五次自出。去足翅炒。

䗪虫

破一切血积，跌打重伤。焙为末，服二钱，酒下。接骨神效。去足炒。

虻虫

凡血在脏腑经络者，驱逐攻下。盖食血而能治血，因其性而为用也。去足翅，焙。

蜈蚣

辛温。治蛇癥，疗小儿惊吊，脐风撮口，堕胎解毒。

鳞　部

龙骨

甘平性涩。涩可去脱，故能收敛浮越之气。固大肠，止遗泄，下血定惊，止汗，除崩带。煅赤研细，水飞，稍不极细，则粘着肠胃，晚年作热。

龙齿

镇心神，安魂魄。龙者东方之神，故其骨与齿皆主肝病。许叔微云：肝藏魂，能变化，故魂游不定，治之以龙齿。煅研，水飞。

穿山甲

咸微寒。主痰疟，通经脉，下乳汁，消痈肿，排脓血，通窍发痘杀虫。好食蚁，故治蚁瘘。其性走窜，不可过服。炒黄，打碎。

蕲蛇

咸温，有毒。主一切风症，中风、麻风、白癜风。蛇性窜利，内走脏腑，外彻皮肤，无处不到。有毒，不敢轻用。其蛇龙头虎口，黑质白花，胁有二十四个方胜，肚腹有念珠斑，口有四长牙，尾上有一拂日长一二分，肠形如连珠。酒浸一宿，炭火干焙，埋地中，出火毒。去皮骨，取肉用。

海螵蛸

味咸微温，入足厥阴、少阴血分。治女人赤白带下，经闭，疗丈夫阴肿囊湿，同蒲黄扑之。耳内痈疮吹之。小儿重舌鹅口，同蒲黄敷。虫心痛，醋磨浓，顿服愈。

介　部

龟甲

咸平，肾经药也。禀北方纯阴之气而生，大有补水以制火之功，故能强筋骨，益心智，止咳嗽，截久疟，去瘀血，生新血。大凡滋阴降火之药，多是寒凉损胃，惟龟甲益大肠，止泄泻，使人进食，真神良之品也。龟、鹿皆灵而寿。龟首藏向腹，能通任脉，故取其甲以养阴。鹿鼻反向尾，能通督脉，故取其角以养阳。去盖用底，去黑皮，酥炙。

鳖甲

咸平，肝经药也。截久疟，消疟母，破癥瘕，行瘀血，退烦热，补新血。

按：龟鳖皆主养阴涤热。鳖色青，故入东方而理肝家诸症；龟色黑，故走北方而理肾经诸症。七肋者佳。不经汤煮者，醋炙黄，研细。

蟹

味咸性寒。散结血，通经脉，退诸热，疗漆疮，续筋骨。爪能破血，堕胎。最能动风，亦能寒胃。

牡蛎

咸寒。化痰软坚，清热除湿。止遗泄肠滑，小便多，盗汗，心脾病，赤白浊崩带，疝瘕积块，瘰疬。好古曰：牡蛎入足少阴，为软坚之剂。以柴胡引之，去胁下硬；以茶引之，消项上核；以大黄为使，能益精收涩，止小便。黄泥固济，火煅。

珍珠

镇安心神，点降固翳。绢包，入腐中煮研。

海蛤

咸平。主水肿，利大小肠，止喘呕、咳逆，清热去湿，化痰消积及瘿瘤。

石决明

咸寒，入足厥阴、少阴经。内服而翳障消除，外点而赤膜尽散。清肝、肺之风热，解百酒之味酸。火煅研末，以酒荡热，入末调匀，盖一时饮之不酸。又名千古光，以其功效名之，可以浸水洗眼，目病之外无他用也。久服令人寒中。咸水煮或涎裹煨，磨去粗皮，研万遍，水飞用。七孔、九孔者良。

禽　部

鸭

味甘性平。主虚劳骨蒸。惟白毛黑嘴者方有其功。取金肃水寒之象也。嫩者毒，老者良。

乌骨鸡

北方之色，故补阴退热。若他色者最能动风助火，盖巽为鸡，感风木之化也。

鸡内金

乃肫内黄皮。男用雌，女用雄，即鸡膍胵也。主反胃吐食，大肠泄痢，小便频数，精滑崩带。

鸡屎白

乃雄鸡屎也。主腹满水肿，能下气，利大小便，此岐伯神方也。大虚者，亦勿用。

鸡卵

性平。精不足者，补之以气，故卵白如精气，治伏热目赤，喉痛诸疾。形不足，补之以味，故卵黄能补血，治下痢，胎产诸疾。

五灵脂

甘温，肝经血分药也。主行血散血和血，止一切胸膈腹胁、肢节肌肤痛症，亦能下气杀虫。凡血崩及女人血病，百药不效者，立可奏功，亦神药也。多夹砂石，极难修治，研细酒飞去砂石，晒干。

兽　部

阿胶

甘平，肺肝药也。主吐血衄血，淋血尿血，肠风下血，女人血枯，崩带胎产诸病，男女一切风病，水气浮肿，劳症咳嗽喘急，肺痿肺痈。润燥化痰，利小便，调大肠之圣药也。蛤粉或糯米粉同炒成珠。

牛黄

苦平。清心化热，利痰凉惊，安神辟邪。体轻气香，置舌上，先苦后甘，清凉透心者为真。

虎骨

辛温。追风定痛，健骨祛邪。风从虎者，风，木也；虎，金也。木承金制，安得不从？故虎啸而风生，所以治风痫挛急，骨节风毒等症。

犀角

苦酸而寒。清胃凉心，辟邪解毒。理吐衄、肠风及蓄血发狂、谵语，发斑、痘疹之热毒。

羚羊角

咸寒，专主肝症。平肝舒筋，明目定惊，清热解毒，散血下气。羚羊属木，故入厥阴，同气相求也。

鹿茸

咸温，肾经药也。补火助阳，生精益髓，强筋健骨，暖腰壮膝，固精摄便。安胎杀鬼。鹿禀天地纯阳之气，气化振密，其角自生至刚无两月之久，大者至二十余两。凡物之生无速于此，故能强筋补骨，非他药可比也。长大为角，与茸同功，力少逊耳。

麝香

辛温。通经络，开诸窍，透肌骨，辟鬼邪，去三虫，攻风痰，祛恶梦，堕胎孕，止惊痫。时珍曰：严氏言风病必先用麝香，丹溪谓风并血病必不可用，皆非通论矣。

愚按：麝香走窜，通诸窍之闭塞，开经络之壅滞。若诸风、诸气、诸血、诸痛、痫瘕等病，经络壅滞，孔窍闭塞者，安得不用以开之通之耶？非不可用也，但不可过耳。

獭肝

甘平。主传尸劳极，鬼疰虫毒，上气咳嗽，杀虫止汗。

膃肭脐

咸热。益肾脏，壮肾事，补劳伤，破积聚。入药用外肾而曰脐者，连脐取之也。毛色似狐，头形似狗，尾形似鱼，肾上两重薄皮裹其丸核，皮上有黄毛，一穴三茎。近多伪者，不可不辨。酒浸，炙捣。

人　部

发

味苦，性平。补真阴，通小便，消瘀血，生新血，理咳嗽，止崩带。

牙齿

咸热。除劳止疟，治乳痈未溃，痘疮倒靥。时珍曰：人牙治痘陷，近称神品，然一概用之，贻害不浅。齿者，肾之标，骨之余也。痘疮毒自肾出，外为风寒秽气所触，腠理闭塞，血涩不行，毒不能出，变黑倒靥，宜用人牙，以酒麝达之窜入肾经，发出毒气，痘自红活。若伏毒在心而昏冒者，及气虚色白，痒塌不能作脓，热沸紫泡之症，宜用解毒补虚，误用人牙，反成不救。

人中黄

即金汁也。主热病发狂，痘疮血热，劳极骨蒸，解一切毒。用棕皮绵纸铺黄土，浇粪淋土上滤取清汁，入新瓮内，碗盖，埋土中，经年取出。清如泉水，全无臭气，年久者弥佳。

童便

咸寒。滋阴降火，止血和经，去瘀养新，定嗽消痰。童男者功良。时珍曰：小便入胃，随阳之气上归于肺，通调水道，下输膀胱，乃其旧路也。故能清肺，导火下行。褚澄云：喉不停物，毫发必咳，血既渗入，愈咳愈渗。惟饮溲溺，则百不一死；若服寒凉，则百不一生。人中白乃溺器泥白垩也。煅过，水飞用。主降火，消血，止咳化痰，理咽喉口齿。秋石，滋肾水，理虚劳，定五脏，润三焦，消痰嗽，退骨蒸。秋月取童便十斛，每斗入皂荚汁一碗，竹杖搅千余下，候澄去淫，留垩刮下，再以秋露水煮化，笪箕内铺纸淋过，再熬。如此七次，其色如雪，方入罐内，铁盏盖定，咸泥①固济，升打三炷香。取出再研，再如前升打。铁盏上用水徐徐擦之，水不可多，多则

---

① 泥：原作"众"，据锦章书局本改。

不结；又不可少，少则不升。从辰至未，退火冷定，盏上升起者为秋水，味淡而香，乃秋石之精英也，有滋肾固元，清痰退热之妙。其不升者即秋石也，但能降火化痰而已。近者杂取人溺，不择时令，尽失其道，奚取其名乎，射利欺世，岂能应病耶！

人乳

甘凉。补真阴，润枯燥，悦皮肤，充毛发，点目疾。

按：妇人之血，下为月经，上为乳汁，以人补人，功非渺小。世俗服者多泻，遂归咎于人乳，不知人乳滋润婴儿，食之便溏者有之，如乳与食混进，宜乎发泻何怪也？当夜半服之，昨日之食已消，明日之食未进，且阴药服于阴分，正相宜也。服乳者，须隔汤热饮，若晒曝为粉，入药尤佳。

红铅

味咸，性温。救虚损，理沉疴，回生起死，返老还童，理女劳瘵，解箭疮毒。

按：《仙经》云男子初生，纯乾体也，十六岁精通，则乾变而为离中虚。女子初生，纯坤体也，十四岁经生，则坤变而为坎中满。所以男子一身属阳，惟精属阴；女子一身属阴，惟经属阳。故曰：取将坎位中心实，补却离宫腹里虚。正谓是也。诚延龄至宝，却病神丹。然惟首经乃获灵奇，若是常经，仅堪补益。盖尝论之，水谷入胃，泌别熏蒸，化炼精微，上奉于肺，流溢于中，布散于外。中焦受汁，变化成赤，行于隧道，以奉生身，是之谓血，命曰营气。妇人之经，上应太阴，下应潮汐，故有月事之称。又称经水，经者常也。又称天癸者，天一生水。地天称红铅者，铅于五金之中，独应北方之水也。凡患虚劳风蛊，神气败坏，命如悬丝，百药无功，独有斯方，真堪夺命。但修炼有法，腹食有度，非宿有因缘者，未易遇也。

津唾

主疮肿疥癣，破疱，五更未语者，频涂擦之。又明目退翳，解毒辟邪。凡人舌下有四窍，两窍通心气，两窍通肾液。心气流入舌下为神水，肾液流入舌下为灵液，溢为醴泉，聚为华池。散为津液，降为甘露，所以灌溉脏腑，润泽肢骸，故养生家咽纳津气，谓之清水灌灵根。能终日不唾，则精气常流，容颜不老。若多唾，则损精气，成肺疾，皮肤枯涸，故曰远唾不如近唾，近唾不如不唾。人有疾，则心肾不交，肾水不上，则津液干枯。《难经》云：肾主五液，入肝为泪，入肺为涕，入脾为涎，入心为汗，自入为唾也。范东阳[1]云：凡人魇死，不得叫呼，但痛咬脚跟及拇指甲际，多唾其面徐徐唤之自省。黄震[2]云：宗定伯夜遇鬼，问其所畏。曰：唯畏唾耳。急持之，化为羊。恐其变化，因大唾之，卖获千钱。故知鬼真畏唾也。

---

① 范东阳：即范汪（约308—372），字玄平，曾任东阳太守，又称范东阳。撰有《范汪方》一百七十余卷，今佚。
② 黄震：黄震（1213—1280），字东发，号文洁，南宋慈溪（今属浙江）人。主张知先行后，创东发学派。著有《春秋集解》《礼记集解》《黄氏日钞》《古今纪要》等。

人气

主下元虚冷，胸腹不快，骨节痹痛，令人更互呵熨，甚良。

按：火即是气，气即是火，两者同出而异名，故元气为真火。天非此火不能生物，人非此火不能有生。故老人、虚人与少阴同寝，借其熏蒸之益。杜诗云：暖老须燕玉。正此意也。但勿纵欲以丧宝耳。术家用童鼎数人，从鼻窍、脐中、精门三处，按法进气，谓之龙来帐里夺明珠，吐气冲开九窍，虎到坐前施勇猛，巽风鼓动三关，起必死之沉疴，握长生之要道。《续汉书》云：史循宿禁中，寒病发，求火不得。众口更嘘其背，寻愈。《抱朴子》云：人在气中，气在人中。天地万物，无不需气以生。善行气者，内以养生，外以却恶。从子至巳为生气之时，从午至亥为退气之时。常于生气之时，鼻引清风入丹田，气极乃微吐，勿令耳闻。习之无间，渐至口鼻无气，仅微微从脐中出入，比为胎息。善行气者，可避饥渴，可永年命，可行水面，可入水中，可却百病。以嘘水则水逆流，嘘火则火遥灭，嘘沸汤则手可探，嘘金疮则血自止，嘘刃则锋不能入，嘘矢则镞不能伤，嘘犬则不吠，嘘虎则退伏。气本无形，神奇若此。道家取先天祖气，孟夫子取善养浩然。气之于人，生死变化，莫不由之，大矣哉。

天灵盖

治传尸鬼疰，邪疟。古人以掩暴骨为仁厚，方士取人骨为药饵，有仁心者固如是乎？犬且不食犬骨，人食人骨可乎？而以他药代之，何所不可，乃必欲取之，伤德甚矣。

紫河车

味咸性温。主男女虚损劳极，不能生育，下元衰惫。《丹书》云：天地之先，阴阳之祖，乾坤之囊籥，铅汞之怀胎，九九数足，我则载而乘之，故名河车。崔行功云：胞衣宜藏天德、月德吉方，深埋紧筑，令儿长寿。若为鸟兽所食，多病难育。此亦铜山西崩，洛钟东应，自然之理也。今蒸煮而食，独不思崔氏之禁乎？男病用女胎，女病用男胎。米泔洗净，银针遍刺透，童便好酒各半，浸半日，揉洗极洁，收干水气，入铅盒中，加炼蜜半斤，仍将焊药焊固，入釜中，煮三香，待别药俱完，取出搜和为丸，既不出气，又赖铅以制其毒，乃为神良。

脐带

性温。固肾命门，充养血气，预解胎毒。

按：婴儿在母腹中，为胎所裹，口鼻不能通气，但有脐带，通于母之肺系，母呼亦呼，母吸亦吸，直待出离母腹。因地一声，脐带既剪，一点真元，属之命门。脐干自落，如瓜脱蒂。故《丹经》以脐为命蒂，信然。

金石部

金箔

性平。镇邪祟，安魂魄，制癫痫。生金有毒能杀人，用箔金不得过二分。仲景紫雪日用赤金煎液，取其制肝风、降灾逆也。轻粉、水银所伤，非金莫疗。

银箔

性味、主治皆同金箔，但金有毒，而银无毒耳。

自然铜

辛平。消瘀血，续筋骨，止痛排脓。不可多服。

铜青

酸。走厥阴，故能退利风痰，眼障、虫痔皆治。

铅

甘寒。属水入肾。秉北方癸气，阴极之精，其体重实，其性濡滑。故黑锡丹得永交感，治上盛下虚，气升不降，发为眩晕、噎膈、反胃，镇坠之性，有反正之功。但偏于阴降，不可多服。烧酒、醋酿成铅水，为降火神丹。然亦禁多用。

黄丹

体重性沉，味兼咸。矾能坠痰去怯，治惊痫颠狂吐逆；能消积杀虫，治痔疾疟痢；能解热拔毒，长肉去腐，治恶疮肿毒。

铁落

制肝下降。主善怒、发狂、癫痫、惊邪、客忤。

紫石英

甘温，手少阴、足厥阴血分药也。上能镇心，重可去怯也；下能益肝，湿可去枯也。心主血，肝藏血，性暖而补，故神不安、血不足、虚寒不孕者宜之。

朱砂

甘微寒，心经药也。养精神，安魂魄，辟邪魅，治癫痫，解诸毒，祛鬼疟。朱砂禀离火之气，性反凉者，离中有阴也。纳浮游之火，安君主之官，秉阳明之德，辟幽昧之邪，药中神圣也。形如箭镞，透明者佳。研细，水飞三次用。

水银

辛寒，有毒。镇坠痰气上逆，呕吐反胃，杀虫堕胎，下死胎。水银乃至阴之精，禀沉着之性。得凡火煅炼，则飞腾灵变；得人气熏蒸，则入骨钻筋。近巅顶，则蚀脑而百节挛废；近阴茎，则阴消而痿败不兴。同黑铅结砂，则镇坠痰涎；同硫黄结砂，则拯救危病，在用之者合宜尔。

轻粉

辛温，有毒。治痰涎积滞，鼓胀毒疮，杀虫搜风。

按：轻粉乃咸矾炼水银而成，其气燥烈，其性走窜，善劫痰涎，消积滞。故水肿、风痰、湿热、杨梅毒疮服之，则涎从齿龈而出，邪郁暂开而愈。若服之过剂及用之失宜，则毒气被逼，窜入经络筋骨，莫之能出。变为筋挛骨痛，发为痈肿疳漏，经年累月，遂成废痼，因而夭枉者不少也。

银朱

辛温，有毒。劫痰破积杀虫，其功与轻粉同，其为害亦同也。厨人染食供馔，未知其害耳。

雄黄

辛温，有毒，肝家药也。拽肝气，泻肝风，消涎积，解百毒，辟百邪，杀百虫，截鬼疟，理蛇伤，能化血为水。

石膏

甘寒，足阳明药也。除胃热，止阳明头额痛，日晡寒热，大渴引饮，中暑潮热，胃火牙疼，皮热如火。元素曰：能寒胃，令人不食，非腹有极热者，不宜轻用。东垣云：邪在阳明，肺受火邪，故用以清肺，所以有白虎之名。孙兆曰：四月以后天气热时，宜用白虎。壮盛人生用，虚人糖拌炒，恐妨脾胃。火煅亦可。

滑石

甘寒。利窍除热，清三焦，凉六腑，化暑气，通水肿，退黄疸，止诸血，解烦渴，厚肠胃。时珍曰：滑石利窍，不独小便也。上利毛腠之窍，下利精溺之窍。通上下，彻表里，故主治甚多。小便利及精滑者禁用。

赤石脂

甘酸辛温。补心血，生肌肉，厚肠胃，除水湿，收脱肛。好古曰：涩可去脱，石脂为收敛之剂，赤者入丙丁，白者入庚辛。泻痢初起者勿用。火煅。

炉甘石

阳明药也。受金银之气所生，故能平肝。治目清肿，退赤去烂除翳。火煅红，童便淬七次，研粉，水飞。入朱砂则不黏腻。

海石

乃水沫结成，色白体轻，肺之象也。气味咸寒，润下之用也，故入肺除痰嗽而软坚，上源既清，故又治诸淋。肝属木，当浮而反沉，肺属金，当沉而反浮，何也？肝实而肺虚也。故石入水则沉，而南海有浮水之石；木入水则浮，而南海有沉水之香木。

阳起石

咸温。主下部虚寒，助阳种子。火煅，水飞。

磁石

色黑，入肾，益精明目，聪耳镇惊。

代赭石

止反胃，吐血衄血，月水不止，肠风泻痢，脱精遗溺，小儿惊疳，女人崩漏。

按：代赭入肝与心胞，专主二经血分之病。仲景治汗吐下后心下硬，噫气，用旋覆代赭汤取其重以镇虚逆，赤以养阴血也。煅红，醋淬捣，水飞。

砒石

辛酸大热，大毒。主老疟，齁喘，癖积，蚀瘀腐瘰疬。砒本大热大毒，炼之成霜。其毒尤烈，人服至七八分必死，得酒顷刻立毙，虽绿豆冷水立难解矣。入丸药中劫哮喘痰疟，诚有立地奇功。须冷水吞之，不可饮食，安卧一日，即不作吐；食物引发，即作吐也。惟宜生用，不可经火。

青礞石

咸平。破老痰坚积，止咳嗽喘急。色青乃厥阴之药，肝木乘脾，土气不运，痰滞胸膈，宜其重坠，令木平气下，则痰症自愈。脾虚家不宜多服。入罐打碎，礞石四两拌匀，硝石四两同煅，至硝尽礞石色如金为度。研细，水飞用。

花蕊石

主金疮出血，一切失血，女人血晕，且化血为水，故虽有殊功不敢多用。煅研，水飞。

石燕

利窍，行湿通淋，目障肠风，痔瘘带下，磨汁饮之。难产者，两手各握一枚，即生。

朴硝

苦辛寒。一经煮炼即为芒硝。鼎罐升煅，即为玄明粉。主五脏积聚，久热胃闭，痰实血结，明目下胎。《内经》云：热淫于内，治以咸寒。故承气汤用以软坚去实。朴硝重浊，止堪涂敷；芒硝主下 [①]，可供走血荡肠之需。玄明更佳，然止于治病，

---

① 下：原作"古"，据锦章书局本改。

服食则不可耳。

硫黄

咸热，有毒。主命门火衰，阳气暴绝，阴症伤寒，阳道痿弱，老人虚秘，妇人血结，虚人寒利，心腹积聚。

按：硫秉纯阳之精，益命门之火，热而不燥，能润肠结，亦救危神剂。故养正丹用之，常有起死之功。能化铅为水，修炼家尊为金液丹。寇宗奭云：下元虚冷，真气将绝，久患泄泻，垂命欲尽，服无不效，但中病当便，俱不可尽剂。番舶者良，取色鲜洁者，以莱菔剜空，入硫在内，合好，糠火煨熟，去其臭气；再以紫色浮萍同煮，消其火毒；又以皂荚汤淘去黑浆。一法：绢袋盛碱水煮三日夜，取出清水漂净用。畏细辛、醋、诸血。土硫，止可入疮科，不堪服饵。壬子秋，余应试北雍，值孝廉张抱赤，久荒于色，腹满。加独参汤送金匮丸，小便稍利，满亦差减。越旬日，其满如故，肢体厥逆，仍投前丸，竟无裨也，举家哀乱，惟治终事。抱赤泣而告曰：若可救我，当终其身父事之。余曰：即不敢保万全，然饵金液丹至数十粒，尚有生理。抱赤连服百粒，小便遄行，满消食进，更以补中、八味并进，遂获痊安。故夫药中肯綮，如鼓应桴。世之病是症，而不得援者众矣。有如抱赤之倾信者，几何人哉？况硫非治满之剂，只因元阳将绝，而参附无功，借其纯阳之精，令阴寒之滞见暖冰消尔。

胆矾

酸涩辛寒。性敛而能上升，涌吐风热痰涎。治喉痹崩淋，能杀虫，治阴蚀。产铜坑中，磨铁如铜者真。

白矾

酸涩性凉。主消痰燥湿，解毒止血，定痛止痢，除咽喉口齿诸病，虎、犬、蛇、蝎、百虫伤。主治与胆矾同，收而燥湿，痰饮痢泻、崩带、风眼皆用也。性能却木，多服损肺。

无名异

甘平咸寒。治金疮，疗折伤，收湿气，生肌肉。

按：无名异，阳石也，善理折伤内损，止毒止痛，故临杖人用以温服三钱，则不甚伤。亦善收水气，故煎炼桐油者，不可缺也。

硼砂

甘凉微咸。退障除昏，开努肉，消瘕通膈，杀劳虫，生津止嗽，治喉痹口齿诸病。

按：硼砂之性能柔五金而去垢腻，故治噎膈积块、痰核努肉、目翳骨哽等症，但可疗有余，难施于不足，虚劳症中非所宜也。有二种，出西番者白如明矾，南番者黄如桃胶。能制永哑铜。

用药机要

医之神良，识病而已；病之机要，虚实而已。虚甚者必寒，实甚者必热，然常病易晓，变病难知。形衰神惫，色夭脉空，而知其虚；形盛神鼓，色泽脉强，而知其实，不待智者决也。至实有羸状，误补益疾；大虚有盛候，反泻含冤。阳狂与阴躁不同，蚊迹与发斑有别，似非洞烛立微者，未易辨也。

居养有贵贱，年齿有老少，禀赋有厚薄；受病有久暂[①]，脏腑有阴阳，性情有通滞；运气有盛衰，时令有寒暄，风气有南北。六气之外客不齐，七情之内伤匪一。不能随百病而为变通，乃欲执一药而理众病，何可得也！故曰用古方治今病，譬犹拆旧料改新房，不再经匠氏之手，其可用乎？明于此者，始可与言药也矣。

药有君臣佐使，陶弘景以上品之药为君，及考《内经》而主病之谓君，佐君之谓臣，应臣之谓使，非上中下三品之谓也。张元素曰：为君者最多，为臣者次之，佐使又次之。由是而知陶为服食之说则是，治病之法为偏也。

药有七情：独行者，单方不用辅也；相须者，同类不可离也；相使者，我之佐使也；相恶者，夺我能也；相畏者，受彼之制也；相反者，两不相合也；相杀者，制彼之毒也。相畏相反同用者，霸道也。相须相使同用者，王道也。有经有权，因时势而斟酌也。

药有五味：苦者入心，直行而泄；辛者入肺，横行而散；酸者入肝，限而收敛；咸者入肾，甘而软坚；甘者入脾，有和有缓，有补有泻，可上可下，可内可外，土味居中而能兼五行也。淡之一味，五脏无归，专入太阳而入小便。

药有四气；温者应[②]春生之气而主发育，热者应夏长之气

---

① 暂：原作"所"，据锦章书局本改。

② 应：原作"深"，据锦章书局本改。

而主畅遂，凉者应秋收之气而主清肃，寒者应冬藏之气而主杀伐。故虚弱之人，不足之症，当以生长为先。壮实之人，有余之邪，当以肃杀为要。两者易而为治，是为实实虚虚，损不足而益有余。如此死者，医杀之耳。叔季之世，人民虚薄受补者常多，受克者常少。故补中、还少，日就增多；承气、抵当，日渐减少。奈何？夫人之病十有九虚，医师之药百无一补，犹且矜独得之妙，夭枉者比比，终不悔悟，良可悲夫！温暖之药，象类阳明，苟有过则人皆见之；寒凉之药，象类阴柔小人，国祚已移，人犹莫觉其非。凡用滋补药，病不增即是减，内已受补故也；用克伐药，则不减即是增，内已受伐故也。

七方者，大、小、缓、急、奇、偶、复。大方之说有三：有药力雄猛之大，有品味数多之大，有分两数多之大。此治下焦，疗大病之法也。小方之说有三：有病势轻浅，不必雄猛之小；有病在上焦，宜分两轻微之小；有病无兼症，宜君一臣二之小。缓方之说有六：有甘以缓之之缓，有缓则治本之缓，有丸以缓之之缓，有品味众多之缓，有无毒治病之缓，有气味俱薄之缓。急方之说有五：有急症须急治之急，有汤液荡涤之急，有毒药之急，有气味俱厚之急，有急则治标之急。奇方之说有二：有独用一物之奇，有一、三、五、七、九之奇。奇方宜下不宜汗。偶方之说有三：有两味配合之偶，有二方合用之偶，有二、四、六、八、十之偶。偶方宜汗不宜下。桂枝汗药，反以五味成奇。承气下药，反以四味成偶。岂临时制宜，常别有法乎？复方之说有三：有二三方及数方相合之复，本方之外复加他药之复，有分两均齐之复。王太仆以偶为复，今七方有偶又有复。岂非偶乃二方相合，复乃数方相合乎？

十剂者：宣、通、补、泄、轻、重、滑、涩、燥、湿。宣剂，宣可去壅，生姜、橘皮之属。壅者，寒也；宣者，布也，散也。郁塞之病，不升不降，必宣布敷散之。如气郁有余，则香附、芜芎以开之；不足，则补中益气以运之。火郁微则山栀、青黛以散之，甚则升阳解肌以发之。湿郁微则苍术、白芷以燥之，甚则风药以胜之。痰郁微则南星、橘皮以化之，甚则瓜蒂、藜芦以涌之。血郁微则桃仁、红花以行之，甚则或吐或下以逐之。食郁微则山楂、神曲以消之，甚则上涌下泄以去之，皆宣剂也。通剂，通可去滞，通草、防己之属。滞者，留滞也。湿热留于气分而痛痹癃闭，宜淡味下降，通利小便而泄气中之滞，通草是也。湿热留于血分而痛痹癃闭，宜苦寒下引，通其前后而泄血中之滞，防己是也。补剂，补可去弱，人参、羊肉之属。形不足者，补之以气，人参是也。精不足者，补之以味，羊肉是也。泄剂，泄可去闭，葶苈、大黄之属。闭字作实字看。实者泻之，葶苈泻气实而利小便，大黄泻血实而通大便。轻剂，轻可去实，麻黄、葛根之属。表闭者，风寒伤营，腠理闭密而为发热、头痛，宜麻黄轻扬之剂，发其汗而表自解。里闭者，火热抑郁，皮肤干闭而为烦热、昏瞀，宜葛根轻扬之剂，解其肌而火自散。上闭有二：一则外寒内热，上焦气闭，发为咽痛，宜辛凉以扬散之；一则饮食寒冷，抑遏阳气在下，发为痞满，宜扬其清而抑其浊。下实亦有二：阳气陷下，里急后重，至圊不能便，但升其阳而大便自顺，所谓下者举之也；燥热伤肺金，金气烦郁，窍闭于上，而膀胱闭于下，为小便不利，以升麻之类探而吐之，上窍通小便自利，所谓病在下取之上也。重剂，重可去怯，磁石、铁粉之属。重剂凡四：有惊则气乱魂飞者，有怒则气上发狂者，并铁粉、雄黄以平其肝；有神不守舍而健忘不宁者，宜朱砂、紫石英以镇其心；有怒则气下但病人将捕者，宜磁石、沉香以安其肾。滑剂，滑可去著，冬葵子、榆白皮之属。著者，有形之邪，留著于经络脏腑，如屎溺、浊带、痰涎、胞胎、痈肿之类，宜滑剂以去其留滞之物。此与通以去滞相类而实不同。通草、防己淡渗，去湿热无形之邪，葵子、榆皮其滑，去湿热有形之物。故彼曰滑，此曰著也。涩剂，涩可去脱，牡蛎、龙骨之属。脱者，气脱、血脱、精脱、神脱也。脱则散而不收，用酸涩温平以敛其耗散。夫汗出、便泄、遗溺皆气脱也；肠风、崩下、血厥皆血脱也；精流、骨痿，精脱也。牡蛎、龙骨、五味、五倍、诃子、粟壳、棕灰、石脂皆涩药也。如气脱，加参、芪；血脱，兼归、地；精脱，兼龟、鹿。至夫脱阳者见鬼，脱阴者目盲，此神脱也，去死不远，无药可治。燥剂，燥可去湿，桑皮、赤小豆之属。外感之湿，由于水岚雨露；内伤之湿，由于酒茶蔬果。夫风药可以胜湿，淡药可以渗湿，不独桑皮、赤豆也。湿剂，湿可去枯，白石英、紫石英之属。湿字当作润字看。枯者，燥也，血液枯而成燥。上燥则渴，下燥则结，筋燥则挛，皮燥则揭，肉燥则裂，骨燥则枯。养血则当归、地黄，生津液门冬、五味，益精则苁蓉、枸杞，不独石英为润剂也。

治热以寒，温而行之；治寒以热，凉而行之；治温以清，冷而行之；治清以温，热而行之。木郁达之，火郁发之，土郁夺之，金郁泄之，水郁折之。气之胜也，微者随之，甚者制之；气之复也，和者平之，暴者夺之。高者抑之，下者举之，有余折之，不足补之，坚者削之，客者除之，劳者温之，结者散之，留者行之，燥者濡之，急者缓之，散者收之，损者益之，逸者行之，惊者平之。又曰：逆者正治，从者反治。反治，热因寒用，寒因热用，塞因塞用，通因通用，必伏其所主，而先其所用。其始则同，其终则异。可使溃坚，可使破积，可使气和，可使必已。又曰：诸寒之而热者取之阴，热之而寒者取之阳，所谓求其属以衰之也。王太仆曰：粗工褊浅，学未精深，以热攻寒，以寒疗热，治热未已而冷疾已生，攻寒日深而热病更起，热起而中寒尚在，寒生而外热不除，欲攻寒则惧热不痊，欲疗热则思寒又止。岂知脏腑之源，有寒热温凉之主哉。

《内经》曰：阴味出下窍，阳气出上窍。清阳发腠理，浊阴走五脏；清阳实四肢，浊阴归六腑。味厚为阴，味薄为阴中之阳；气厚为阳，气薄为阳中之阴。味厚则泄，薄则通。气薄则发泄，厚则发热。辛甘发散为阳，酸苦涌泄为阴。咸味涌泄为阴，淡味渗泄为阳。元素曰：附子气厚，为阳中之阳；大黄味厚，为阴中之阴。茯苓气薄，为阳中之阴，所以利小便，入太阳，不离阳之体也；麻黄味薄，为阴中之阳，所以发汗，入手太阴，不离阴之体也。肝苦急，急食甘以缓之甘草，以酸泻之芍药，实则泻子甘草。肝欲散，急食辛以散之川芎，以辛补之细辛，虚则补母地黄。心苦缓，急食酸以收之五味，以甘泻之参、芪，实则泻子甘草。心欲软，急食咸以软之芒硝，以咸补之泽泻，虚则补母生姜。脾苦湿，急食苦以燥之白术，以苦泻之黄连，实则泻子桑皮。脾欲缓，急食甘以缓之甘草，以甘补之人参，虚则补母炒咸。肺苦气上逆，急食苦以泄之诃子，以辛泻之桑皮，实则泻子枳实。肺欲收，急食酸以收之芍药，以酸补之五味，虚则补母五味。肾苦燥，急食辛以润之知母，以咸泻之泽泻，实则泻子芍药。肾欲坚，急食苦以坚之黄柏，以苦补之黄柏，虚则补母五味。夫甘缓、酸收、苦燥、辛散、咸软、淡渗，五味之本性，一定而不变者也。或补或泻，则因五脏四时而迭相施用者也。温、凉、寒、热，四气之本性也，其于五脏补泻，亦迭相为用也。此特洁古因《素问》饮食补泻之义，举此以为例耳。学者宜因其意而推广变通之。元素曰：五脏更相平也。一脏不平，所胜平之。

春宜辛温，薄荷、荆芥之类，以顺春升之气；夏宜辛热，生姜、香薷之类，以顺夏浮之气；长夏宜甘苦辛温，人参、白术、苍术、黄柏之类，以顺化成之气；秋宜酸凉，芍药、乌梅之类，以顺秋降之气；冬宜苦寒，黄芩、知母之类，以顺冬沉之气，所谓顺时气而养天和也。春宜省酸增甘以养脾也，夏宜省苦增辛以养肺气，长夏宜省甘增咸以养肾气，此防其太过也。

王好古曰：四时总以芍药为脾剂，苍术为胃剂，柴胡为时剂，十一经皆取决于少阳，为发生之始故也。补气用参、芪，气主煦之；补血须归、地，血主濡之也。然久病积虚，虽阴血衰涸，但以参、芪、术、草为主者，经所谓无阳则无以生阴也，是以气药有生血之功，血药无益气之理。夫气药甘温，法天地春生之令，而发育万物，况阳气充则脾土受培，转输健运，由是食入于胃，变化精微，不特洒陈于六腑而气至，抑且和调五脏而气生，故曰气药有生血之功也。血药凉润，法天地秋肃之令，而凋落万物，又且黏滞滋润之性，所以在上则泥膈而减食，在下则肠滑而易泄，故曰血药无益气之理也。每见俗医治虚热之症，往往四物主之，或兼知柏芩连而投之，遂使脾土受伤，上呕下泄，至死不悟，良可悲也！

药有宜陈久者，如枳实、橘皮、半夏、麻黄、吴茱萸、狼毒之类。药有宜新者，如人参、白术、当归、泽泻之类，陈则气味失矣，何效之有？诗云：老医迷旧病，朽药误新方。其斯之谓与。

丸、散、汤、液，当顾名思义。汤者荡也，荡涤其邪锋。丸者缓也，缓养其正气。散者散也，解散其结塞。丸有丸法，治下焦者，宜大而坚。中焦者，次之；上焦者，宜小而松。如蒸饼稀糊为丸，取其易化，滴水犹为易化也。如蒸饭面糊为丸，取其迟化，炼蜜亦取其迟化，而循行经络也。蜡丸者，取其难化，而治下焦之药也。

凡制药贵得中，不及则无功，太过则损性。煅则通红，炮则烟起，炒则黄而勿焦，烘与焙同，燥而不黄是也。酒制升提，咸制润下，姜取温散，醋取收敛。便制减其温，蜜制润其燥，壁土取其归中，麦麸资其谷气，酥炙取其易脆。去瓤者宽中，抽心者除烦。

病在上焦者，先食而后药；病在下焦者，先药而后食。病在上者，不厌频而少；病在下者，不厌顿而多。少服则滋荣于上，多服则峻补于下。

煎药用水，各有其宜。中虚者，当用春雨水，取其生生之气；火旺者，宜用冰雪水，取其阴寒下降；气滞血凝，痰阻便闭者，宜急流水，取其行而不停；失血遗精，溺多便滑者，宜井华水，用清早初汲，取其凝结而不流；吐逆喘嗽胀满者，宜东流水，取其顺下；阴不升阳不降者，宜甘澜水以调之。

煎药忌铜铁器，宜银瓦器，令谨慎者看守，务须清洁，水用新汲。补药须封固，文火细煎。利药须露顶，武火速煎。温服之剂宜冷服，寒凉之剂宜热服。上焦药徐徐服，下焦药宜急服。凡服膏子药，噙在口，俟其自化而下，所谓在上不厌频而少之意。若汤调汤顿服，甚非古人设膏之本旨，何不随煎随服，乃用炼火之膏耶。

凡炼蜜，每斤加水四两，待滚掠去沫净，煎至滴水不化为度，庶经久不坏。药滓再煎，殊非古法，味有厚薄，气有轻重。若取二煎，其厚且重者，尚有功力，其轻且薄者，已无余味，安在其君臣佐使之为哉。愚谓将二煎合第一煎和服，庶气味不大轻重。

引经报使

手少阴心，黄连、细辛。足少阴肾，独活、知母、肉桂、细辛。手太阴肺，桔梗、葱白、升麻、白芷。足太阴脾，升麻、葛根、苍术、白芍。手厥阴心包络，柴胡、青皮。足厥阴肝，青皮、川芎、柴胡、吴茱萸。手太阳小肠，藁本、黄柏。足太阳膀胱，麻黄、羌活。手阳明大肠，白芷、石膏、升麻。足阳明胃，白芷、石膏、升麻、葛根。足少阳胆，柴胡、青皮。手少阳三焦：上，柴胡、连翘；中，青皮；下，地骨皮。

附：人体穴位图

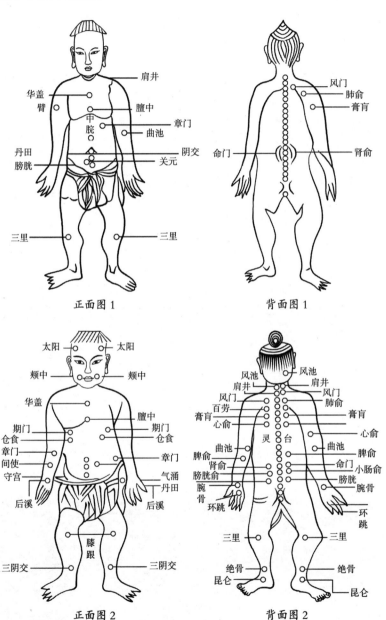

正面图1

肩井
华盖
臂
膻中
中脘
章门
曲池
丹田
膀胱
阴交
关元
三里
三里

背面图1

风门
肺俞
膏肓
命门
肾俞

正面图2

太阳　太阳
颊中　颊中
华盖
膻中
期门　期门
仓食　仓食
章门　章门
间使
守宫
气涌
丹田
后溪　后溪
膝跟
三阴交　三阴交

背面图2

风池　风池
肩井　肩井
风门　风门
百劳　肺俞
膏肓　膏肓
心俞　心俞
灵台
曲池　曲池
脾俞　脾俞
肾俞　命门
膀胱俞　小肠俞
腕骨　膀胱
环跳　腕骨
　　　环跳
三里　三里
绝骨　绝骨
昆仑　昆仑